ワクチン接種の不安が消える

コロナワクチン 114の疑問に すべて答えます

横浜市立大学名誉教授
奥田研爾
（医学博士・感染症ワクチン専門家）

日刊現代／講談社

はじめに

私たちは当分新型コロナウイルスを極力抑制しながら生活をしていかなくてはならない。それは過去インフルエンザなどの感染症を克服してきた人類の歴史が明らかにしている。

これから、ウイルスとそれを制御する新しいワクチンや治療薬を用いながら、ウイルスとの共生を少し強いられることになるかもしれない。しかし、英知をもってこれに対応できるはずである。本書にはコロナワクチンについて多くの読者にわかりやすいように質問に答える形式でワクチンの疑問に答えており、いずれ以前のような生活が戻るためにも、知っておきたい情報ばかりを厳選した。

この本を執筆している最中の2021年8月20日には、新型コロナウイルス感染者が全国で1日に2万5868人という、これまでにない数を記録した。なかなか感染終息には至らないが、短期的には徐々に感染状況は改善されている。しかし、これから先も新型コロナの脅威は波状的に訪れることになるかもしれない。

さて、日本に限らず、国民の8割がワクチンを接種している国々でも感染者数があまり減っていないのは、現在猛威を振るう変異株、デルタ株等の伝染性が従来株よりも強く、感染者の体内ウイルス量も100倍以上になることもある特徴にもよる。

ただし、従来株よりも、デルタ株に対するワクチンの感染予防効果はやや落ちるものの、インフルエンザワクチンに比べれば、現在のワクチンの予防効果は十分あるといえる。さらに、感染後の重症化率をかなり下げるという点では、これまで同様、ワクチンが重要な感染対策であることは論を俟たない。

ワクチンとともに、世界が今、熱い期待を寄せているのは治療薬の開発だ。なかでも「抗体カクテル療法」は、複数の種類の変異株などに対応する抗体を混合して点滴投与する治療法で、発症から7日以内の軽症者への投与で、劇的に回復する。東京都によれば患者420例のうち400例、95・2%で投与から2週間後の症状改善が発表されており、その効果の高さから、外来患者や往診での使用も認可された。

ネックは現在のところ世界的に点滴に使う抗体が不足しており、供給がワクチンと同様、需要に追いついていない点だ。米国で緊急使用許可を取得した「モノクロナール抗体」も、国内で作成しやすいものすらつくれない現在の政府の政策を非常に残念に思っている。ただ、次々と厚生労働省に治療薬の製造販売承認申請が行われており、この点は希望が持てる。

さらに今後の希望となるのは、未だ日本では許可されていない新しいワクチンの開発だと考えている。

現在政府で実施を検討されている3回目のブースター接種の際には、アストラゼネカ社のウイルスベクターワクチンか、開発が進んでいる遺伝子組換えタンパクワクチンなど、別の種類のワクチンも選択できるようになって欲しい。

ワクチンを受けるかどうか、今でも迷っている人は多いだろう。筆者のクリニックにも、不安や疑問を抱えてくる患者さんが大勢いる。感染症の専門家として、一つひとつの質問に応えていくうちに、専門知識をわかりやすく、丁寧に伝えることが、ひいては新型コロナワクチンの理解を深め、ワクチンを接種する際の判断材料になるのではと痛感し、これまでの連載をまとめた。

手に取る方々の助けとなることを願って。

奥田研爾

2020年9月吉日

本書は、日刊ゲンダイ紙に連載された「新型ワクチン講座」のQ＆Aをもとにまとめたものである。
書籍化にあたり、日刊ゲンダイの藤田学氏、小野真依子氏、横浜市立大学微生物学・島田勝准教授、奥田内科・森あゆみ氏に多大なご協力をいただき、感謝します。

コロナワクチン114の疑問にすべて答えます◉目次

第2章　コロナワクチン　不安解消編

第3章　コロナワクチン　社会情勢編

※本書は2021年9月時点で入手した情報をもとにしています。
科学的論証、行政の動向、感染状況などは日々変化しています。
最新の状況については、行政や自治体の発表などをご確認ください。

第1章
コロナワクチン最新情報編

2021年8月には、
首都圏で中等・重症者が入院できなくなるなど、
医療崩壊が叫ばれた。
しかし、感染者が日々増減するなか、
ワクチンや治療薬は日進月歩で改良されている。
治療の決め手となる抗体カクテル療法、
ワクチンのブースター接種など、
今すぐに知りたい最新情報にお答えする。

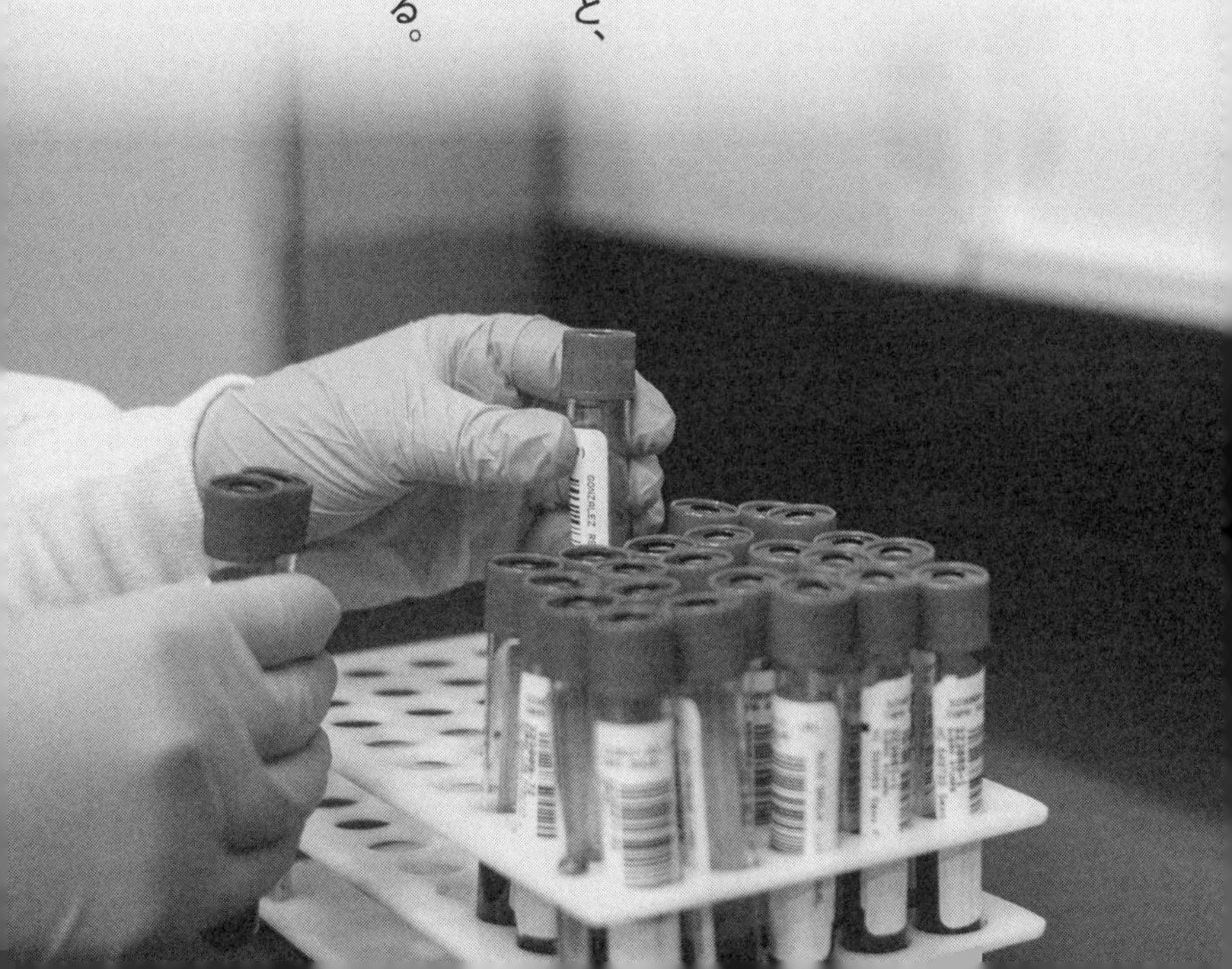

コロナウイルスへの特効薬となる可能性を秘めた**抗体カクテル療法**

２０２１年７月、厚労省が新型コロナウイルス感染症の治療薬として特例承認したのが「抗体カクテル療法」だ。50歳以上や糖尿病、慢性腎臓病、慢性肺疾患の持病があるなどの重症化リスクが高い軽症・中等症患者を対象にして、東京や大阪などで導入されている。

発症７日以内でないと効果が少ないともいわれるが、重症患者の増加に歯止めをかけることはできるのか、注目されている。

Q 抗体のカクテル療法とは何ですか。

A 新型コロナウイルスの感染を防ぐ「カシリビマブ」と「イムデビマブ」など2

種類以上の中和抗体を組み合わせた点滴を投与するのがカクテル療法※です。中和抗体はコロナウイルスの表面のスパイク（S）タンパクにくっつく抗体です。それによって感染細胞のACE2レセプター（ウイルス受容体）が体表面の上皮細胞などに結合しなくなるため、感染が体内に広まらなくなる仕組みです（**図参照**）。

抗体カクテル療法のもとになったのは、30年ほど前に開発された細胞融合法で、

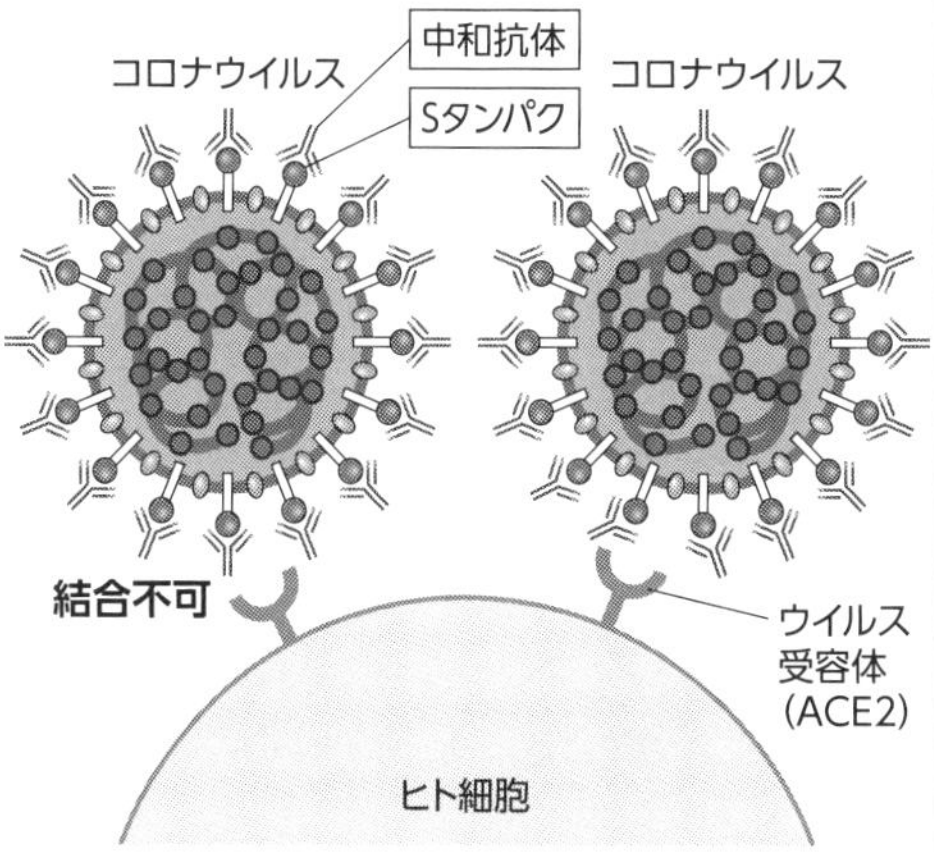

中和抗体がコロナウイルス受容体とウイルスの結合をブロックして細胞感染を阻止する図

細胞融合法による単クローン抗体作成法

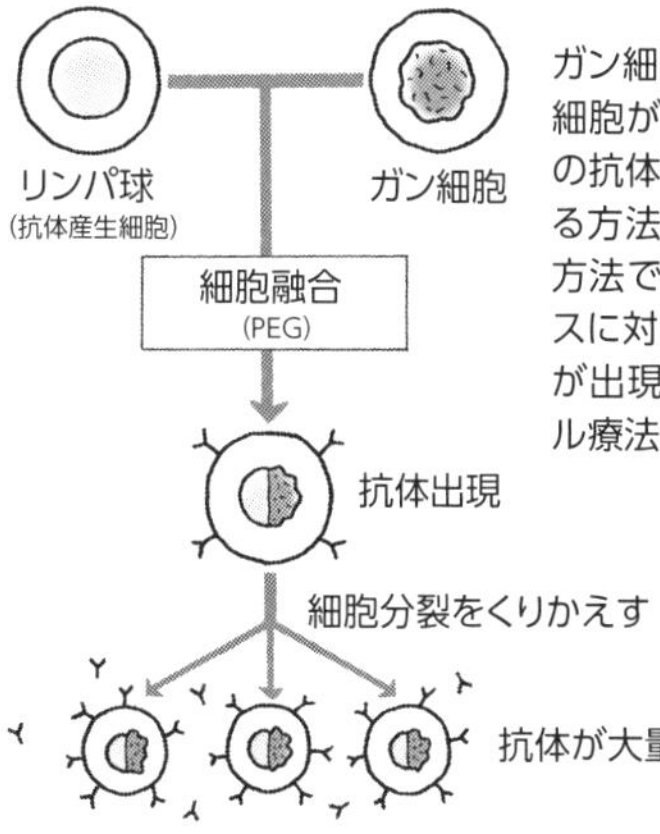

ガン細胞と抗体産生細胞が融合し、単一の抗体が大量出現する方法であり、この方法でコロナウイルスに対する中和抗体が出現され、カクテル療法ができる

※　David M. Weinreich.et al.(2021) REGN-COV2, a Neutralizing Antibody Cocktail, in Outpatients with Covid-19.N Engl J Med. 238-251.

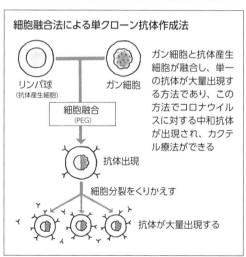

これにより同一の抗原に対する抗体が大量につくられるようになりました。この抗体を一部ヒトの抗体に変えてつくったものです。

このカシリビマブとイムデビマブは人工的につくられたモノクローナル抗体で、いくつかの種類に対する抗体が含まれており、何種類かの変異コロナ感染に有効です。トランプ前米大統領は、このカクテル療法を採用し、1週間でコロナを完治させました。

Q 発症7日以内でないとあまり効果がないといわれるのはなぜでしょうか。

A 体の中でウイルスが増殖し始めるのが、発症から1週間以内であるためです。臨床試験の結果、重症化や死亡のリスクを8割以上減らす効果があることが分かっていますが、酸素吸入が必要な状態であったり、ＥＣＭＯ（体外式膜型人工肺）などを使用するほどの重症になるとあまり意味をなしません。「抗ＩＬ－2抗体」や「ステロイド剤」の投与、あるいは酸素吸入による生命維持に移ります。

Q 変異株にも対応できますか。

A 20年に、トランプ前大統領が投与された頃から有効性は認められていましたが、デルタ株など新しい変異株が出てきてからは有効性の低下が一部で報告されました。それで、デルタ株やその他の新しい株に対するモノクローナル抗体を混合して1つのカクテルとして使用するようになり、現在に至ります。

今のところデルタ株も含め、有効性の高い治療薬として承認されています。しかし、さらにこれを回避する新しい変異株が出現した場合、その株に対するモノクローナル抗体も付け加えられるように準備が必要です。

Q 自宅療養者にも投与できるようになると聞きました。

A 21年7月導入当時は、日本で行う場合は患者を入院させて体内の検査を行い、保健所や国などの許可を得なければなりませんでした。しかし、厚労省は9月に自宅療養者への往診で使用を認める通知を出しました。現在は、50歳以上の重症化リスクのある患者が主な対象になっています。

3回目の「ブースター接種」はデメリットも少なく高い効果が得られる

米製薬大手ファイザー社は2021年7月、2回の接種を済ませた後の6～12カ月以内に3回目の接種が必要になることを示唆した。ワクチン効果が落ちるためで、人口の6割が2回の接種を終えたイスラエルでは、変異株による感染拡大を受けて、成人を対象として同社製のワクチンの3回目の接種を行っている。

米ファウチ大統領首席医療顧問は、3回目のブースター（追加免疫）について「60歳以下は不要」としており、ワクチンの接種人口を全体で80％にすることが先決と表明。イスラエル保健省は、ファイザー社製ワクチンの発症予防効果について、3回免疫をしたグループは、2回免疫者の13分の1と公表しており、重症化や死亡者はほとんどない。

Q 3回目のブースターは意味がありますか。

A 免疫学の観点からすれば、ブースターによって抗体を主とする免疫が4〜5倍高まると考えられます。ただし3回目は、これまでの2回と作製方法が異なるワクチンを打つ方がさらに効果的と報告されています。同じメーカーのワクチンでは抗体ができているので、新規のワクチンを接種する方が高くて広範囲の免疫が得やすいのです。

一方、違うワクチンを打つデメリットはありません。英国の「Com-Cov臨床試験」に関する研究結果によると、ファイザー社製またはアストラゼネカ社製のワクチンを2回接種した人も、両ワクチンを1回ずつ打った人も、すべての組み合わせで高いレベルの免疫がつくられることが分かっています。

Q ファイザー社製やモデルナ社製のmRNAワクチンを2回接種した日本人の3回目は、どこのメーカーがいいですか。

A 国内で承認され、現在審議中ですが、学術的にはアストラゼネカ社のウイルスベクターワクチンを追加免疫することで高い効果がみられると考えます。すでに論文も出ています。

アストラゼネカ社製のワクチンは免疫原性（抗原などの異物が体内で免疫応答を引き起こすこと）が強く、抗体を強化するのに適しています。もし、国内産を考えるなら、22年度中の実用化を進める第一三共と東大医科学研究所が開発しているmRNAワクチンでしょう。同じmRNAでもファイザー製やモデルナ製と違い、スパイクタンパク質全体ではなく、そのうちのヒトの細胞に結合する部位のみのmRNAを使っているようです。武田製薬が22年度に出荷する予定のノババックス社製タンパクワクチンも候補となるでしょう。

Q　2回目の方が、副反応が出やすいといわれますが、解熱剤は市販薬で問題ないですか。

A　主な副反応は発熱と頭痛ですから、個人病院での接種の場合、カロナール錠、ロキソニン錠、セレスタミン配合錠などをその場で処方してもらえます。大規模会場でも、接種してくれた医師や看護師に「1回目に熱っぽかった。だるかった」という相談をしてみましょう。処方の手だてをしてくれる可能性があります。市販薬はバファリンやノーシンでも多少は対応できます。
熱が下がらなかったり、体調不良が続く場合は、接種していない病院でもよいので、診察を受けることが肝心です。

Q 新型コロナを終焉させるには世界の人口の何割が接種すべきですか。

A 欧米や日本といった先進国では国民の6～7割が接種できれば感染拡大に歯止めがかかると考えられていました。しかし、デルタ株の出現により、残り3割の中で感染の伝播が継続するというデータが確認されており、米国等では8割以上との研究もあります。

免疫の持続期間に関しても、減少が確認できる約半年後から再感染のケースが報告されています。アフリカ諸国ではワクチン接種自体がどの程度現実的か、未だに未知数です。そういった意味で、終焉にはまだまだ時間がかかるでしょう。

6カ月が経過しても一定の発症予防効果があるワクチン接種

２０２１年６月21日、加藤勝信官房長官は新型コロナウイルスワクチンについて「長期の有効性データは十分に得られていない」と話した。ただしファイザー、モデルナ両社のワクチンは、「２回目接種後６カ月時点で、一定の発症予防効果が得られる」と言及。

最近では、ワクチンパスポートを導入するという検討が進んでおり、飲食店や旅行の割引プランなど、ワクチン接種者向けのサービスが目立つようになってきた。

もっとも、新型コロナウイルスのワクチン接種は人類初の試み。ワクチンの効果がどれだけ持続するか、データも少なくあまりよく分かっていない。

Q コロナワクチンの有効期間は？

A 今のところ、ワクチン接種後のデータは世界でも1年分ほどしかありません。そのため、1年以上の予防効果があるかどうかは、どうやっても分析はできないのが現状です。

過去のインフルエンザワクチンなどの経験からいえば、新規のワクチンであっても、2回接種していれば1年ほどはもつのではないかと推定しています。少なくとも今回の場合は、2回打っておけば抗体はできるので、仮に1年後に接種が必要だとしても、そのときは1回の接種で今までの5倍以上の抗体ができると考えられます。

7月に2回目の接種を終えた場合、ブレークスルーを考えて22年の春ごろにはまた接種が必要な可能性があります。

Q 接種後に感染する例もありますが、抗体は何日後にできますか。

A ファイザー社やモデルナ社のｍＲＮＡワクチンの場合、初回免疫（1回目の接

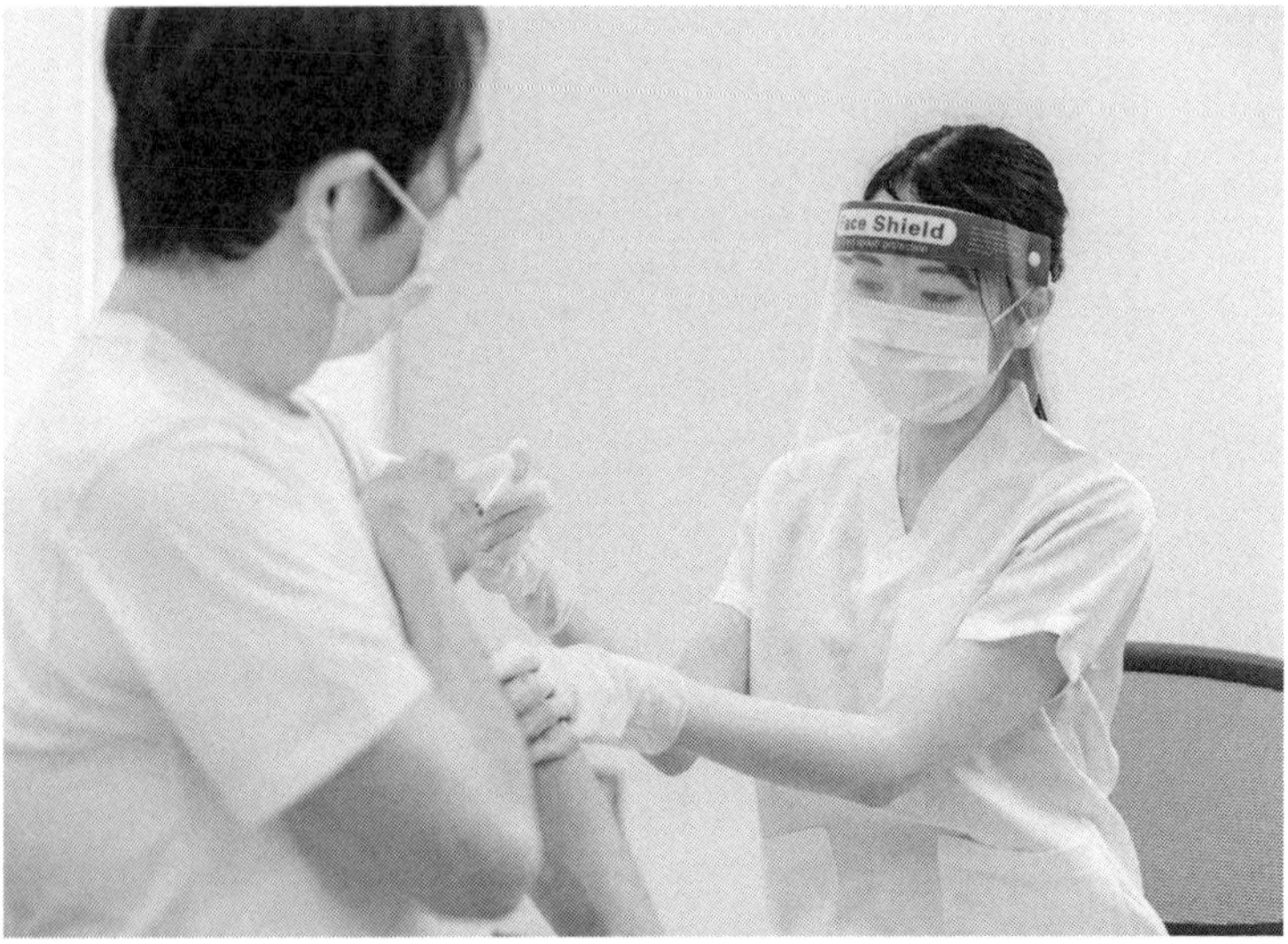

抗体は2回目接種から2週間後に現れる。ワクチンを接種したら安心して対策を怠らないようにすることが大切

種）で、1週間から10日後にIgM抗体（ウイルスや細菌に感染した時、一番最初につくられる抗体）ができます。ただし、それほど強い抗体ではないため、徐々に効果が下がっていきます。

2回目のワクチン接種をすることで、IgG抗体（IgM抗体が生成された後に産生される抗体）ができます。これは初回免疫で得た抗体より10〜20倍くらい強い。

2回目は免疫がすでにできているので、ブースト効果（追加効果）によって、即座に強い抗体ができるようになっていて、接種から3日もあれば大量のIgG抗体ができます。

Q 厚労省のHPにはファイザー社のワクチンは1回目から3週間後の同じ曜日に2回目を接種することになっています。過ぎたら効果がなくなりますか。

A ファイザー社は3週間後、モデルナ社は4週間後に2回目を打つのが最も効果的だと報告しています。ただし、過ぎたからといって1回目からやり直す必要はありません。

千葉大病院などが実施したファイザー社のワクチンの検証結果は4週間あけた方がむしろ抗体が強いと報告しています。また、WHOなどは、6週間後までに2回目を接種することを目安としています。

接種会場やかかりつけ医では、忘れてしまったり、接種期間を逃さないために次の予約をかならず取る仕組みになっています。ある程度効果の認められた3週間で区切っているのでしょう。

現在使用しているワクチンは変異株にも対応が可能

２０２１年の年明けから、大阪府や兵庫県を中心に新型コロナウイルスの感染再拡大が起きたのは、感染力の強い変異株のデルタ株が原因とされた。感染当初の両府県での変異株の陽性率は約９割で、首都圏でもすぐに９割近くが変異株に置き換わった。現在使用されているワクチンは変異株の拡大に対応できるのだろうか。

変異株が確認された当初には、英国発祥のＮ５０１Ｙアルファ株のほか、懸念されるＮ５０１ＹとＥ４８４Ｋの変異をもつブラジル発祥のガンマ株や南アフリカ由来のベータ株もあった。変異株によるワクチン効果の違いを説明する。

Q ワクチンの接種はN501Y型の感染防止に効果がありますか。

A N501Y型のウイルスへのワクチンの有効性について、ファイザー社は2回打った場合で95%ほど、モデルナ社は94%と報告しています。一方、アストラゼネカ社のワクチンは70%程度に効果が落ちるとされますが、重症化は防げるとされています。ファイザー社やモデルナ社のワクチンはmRNAワクチン、アストラゼネカ社はウイルスベクターワクチンと、それぞれ作製方法が異なるため、効果や副反応にも違いが出ます。

Q mRNAワクチンが変異株にも高い有効性を示すのはなぜですか。

A mRNAワクチンは免疫原性（抗原が体内で免疫反応を引き起こすこと）が強く、ウイルス増殖の阻止をする働きをもつタンパク質（インターフェロンなど）を活性化する性質をもちます。また、ウイルスの遺伝子情報からつくられる抗体タンパクを体内で人工的に大量につくるワクチンなので、変異したウイルスのゲノム配列情報さえ分かれば、どの変異にもすぐに対応が可能です。

一方のウイルスベクターワクチンは、チンパンジー由来の風邪のアデノウイルス（体内では病気を起こさないウイルス）をベクター（運び屋）として使っています。しかし、このベクター自体に対する抗体が出現し、免疫によって排除されることがあるため、免疫原性はｍＲＮＡに比べると弱いと思われます。

Q 変異株Ｅ４８４Ｋ等をもつ変異型コロナ株はどうでしょうか。

A ｍＲＮＡ、ウイルスベクターともに、ワクチンが誘導する中和抗体の効果が従来型より20〜30％低下しているという報告がいくつかあります。しかし、今後変わってくるかもしれません。英国変異株Ｎ５０１ＹとＥ４８４Ｋの２つ変異が起こったウイルスの場合には、10分の１くらいしか抗体のウイルス中和能はない、との報告もありますが、ワクチンはＴリンパ球を主とする細胞性免疫、およびマクロファージ等の自然免疫も活性化させるため、新たに発病するヒトは15分の１、死亡者はほぼゼロです。

Q それでは、どのようにすれば ほぼすべての変異型に対応できますか。

A 個人的には、これまで報告されている変異株のｍＲＮＡを従来型ワクチンに混合すれば非常に効果が高いものができると考えています。ファイザー社ＣＥＯもこのような考えを示していますし、さらに３度免疫（３回接種）すれば、抗コロナ抗体も非常に高くなり、予防も可能と発表しています。イスラエルでは３回実施して発症がほぼ抑え込まれています。

インフルエンザの場合、ウイルスをホルマリンなどで殺して精製した不活化ワクチンは免疫原性が弱いため、変異にあまり対応できません。

ｍＲＮＡワクチンなら、変異株へ対処できる可能性が高いといえるのです。ちなみに、筆者の研究仲間も、現行のｍＲＮＡワクチンの１００倍近く抗体が上がる新しい自己増殖型ｍＲＮＡワクチンの研究をしています。この先、次々と新しいワクチンが開発されるでしょう。

WHOが発表した新たな変異株

	名称	最初に確認された国
VOC 懸念される 変異株	アルファ	イギリス
	ベータ	南アフリカ
	ガンマ	ブラジル
	デルタ	インド
VOI 注目すべき 変異株	イータ	複数
	イオタ	アメリカ
	カッパ	インド
	ラムダ	ペルー
	ミュー	コロンビア

変異株の種類によってはワクチン効果が低下することも

世界中で新型コロナウイルスのワクチン接種が進むのと同時に、変異株の感染拡大が報告されている。各ワクチンメーカーは変異株への有効性を検証しているが、果たしてワクチンは効くのか――。

２０２１年３月４日発表の「Nature Medicine」によると、米ワシントン大学医学部のMichael Diamond氏らは「変異株が多数を占めるようになるにつれ、これまでに開発されたワクチンや抗体ベースの治療薬が効きにくくなる恐れがある」と懸念している。

現在、変異株として報告されているのは、おもにアルファ株、南アフリカ型ベータ株、ブラジル型ガンマ株、コロンビア型ミュー株、そして猛威を振るっているデルタ株である。

Q 世界で承認済みワクチンの効果。変異株だと弱まりますか。

A　検証は現在も進行中ではありますが、各社が報告を出しています。それによるとファイザーは自社製ワクチンについて、イギリス、南アフリカ、ブラジルの変異株に対する中和効果が85％近くとしています。

同社は実験で、各変異株のスパイク部分と同じ遺伝情報をもつ人工合成されたウイルスを使用して、接種者の抗体からウイルスの中和作用があるかどうかを調べました。

モデルナ社は、イギリス由来のアルファ株について、効果に大きな影響がないことを報告しています。

ただし、ベータ株への効果については、従来型に比べてかなり低下。アストラゼネカ社も、アルファ株では従来型ウイルスの効果と同等としていますが、ベータ株への効果は不明瞭な点があると報告しています。一般的には、変異型に対して中和抗体能力は2分の1以下に低下します。

Q 毎年のように変異があるインフルエンザは、どのようにワクチンを開発していますか。

A インフルエンザは1943年にA型、45年にB型のワクチン接種が始まりました。インフルエンザはA型、香港型、ロシア型など変異が激しいため、毎年流行が予測される4つの型を混合したワクチンをつくり、接種することにしています。予想通りにならない年もありますから、有効性はせいぜい5割ほどとされていますが、それでも毎年一定の効果があるとして、世界中で接種されています。

その点から考えても、ファイザー社をはじめとする新型コロナウイルスのワクチンは現時点で、変異株への有効性でも合格点にあると思います。

Q アナフィラキシー症状は国内例のほぼすべてが女性でした。米国でもファイザー社のワクチン接種後に症状が出た人の94%が女性で、モデルナ社では100%。なぜでしょうか。

A 一般的に女性はエストロゲン等の女性ホルモンが多いため、免疫反応が強いことが判明しています。そのため、副反応は強く出ると報告されています。痛み等が強く出る可能性として、たとえばファイザー社のワクチンには「ポリエチレングリコール（ＰＥＧ）」という合成化学物質の成分が入っています。ｍＲＮＡの成分を保護する役割があり、ワクチン効果を強めます。一般的には無害の物質ですが、この副反応としてアレルギー症状が出ているという見方があります。

口紅やハンドクリーム、カプセル状の薬にも使用されているため、女性がこの物質に対して抗体（ＩｇＥ抗体）をもっていて、拒絶するという考えもあります。ただし、アナフィラキシー症状は、抗ヒスタミン剤等を投与することで改善します。仕組みを学んでおき、過度に恐れないことが重要だと思います。

香港では、中国製薬大手シノバック・バイオテック製ワクチンの接種後、死者が出ました。中国には、他にシノファーム製などがあります。いずれもウイルスをホルマリンで殺し精製したワクチンで、東京五輪の出場選手に提供されましたが、副反応について詳細を報告されていません。

注射が苦手な人も安心
研究が進む「経鼻」ワクチン

新型コロナウイルスのワクチンは筋肉注射だが、別の接種方法も検討されている。

２０２０年の秋、米国の製薬会社バクサートが、口から飲む経口ワクチンの治験を開始した。21年1月には、英ランカスター大と米テキサス・バイオメディカル・リサーチ研究所の研究グループが、「注射ではなく鼻からスプレーするタイプのワクチンが有効である可能性が前臨床試験で明らかになった」と発表している。

注射アレルギーがある人などにとっても、経鼻ワクチンは新型コロナウイルスにとって、新たな武器といえる。

Q 注射以外の接種方法は有効ですか。

A　すでに米国ではインフルエンザワクチン等で鼻に噴射する「経鼻ワクチン」が広く使われています。日本でも19年に国産初の経鼻ワクチンを申請。実用化に向けて開発中です。新型コロナウイルスのワクチンでも注射以外の研究は進んでおり、経鼻ワクチンは痛みがなく、副作用もほぼ認められない点で優れています。

普及すれば注射が苦手な人にもワクチンを接種してもらえますし、1回の投与量も多いので、注射のように時間をおいて2回に分けて接種する必要もなく、経済的です。筆者は以前より経鼻ワクチンの強い免疫力を多く報告し、さらに皮膚に貼るパッチタイプのインフルエンザワクチンの研究もしており、動物実験では実用化可能だと思っています。

また、カナダのメディカゴ社が開発する植物由来のVLPワクチンに期待しています。ウイルスそのものは使わず、菜っ葉やピーマン、トマトなどの野菜を精製し、ウイルスの表面に出ている突起のスパイクタンパク質を人工的に合成して人体に投与することで、ウイルス抗体が体内でつくられるというもので、大量生産化しつつあります。21年内にも米国とカナダで承認申請される可能性が出てきたといわれていますが、こちらも植物由来であまり副反応はありません。阪大グループは空気銃でＤＮＡワクチンを打ち込む方法を研究しています。

Q 米製薬会社大手ファイザー社が妊婦を対象とした治験をしていますが、日本では最近やっと接種の対象となりました。

A 新型コロナウイルスのワクチンは多くが特例で承認を得たもので治験数が少なかったですが、妊婦のワクチンの副作用や効果に対してのデータがようやく完成し、承認されました。

インフルエンザワクチンの場合は、死滅させたウイルスを使っているので妊娠週に関係なく接種できます。それに対して弱らせたウイルスを使った生ワクチンは、ウイルスを新たに感染させるリスクがあります。

アストラゼネカ社等のウイルスベクターワクチンも、無害化したウイルスを使用していますが、生きたウイルスを使っていないｍＲＮＡワクチンは、妊婦への接種に向いていています。

アメリカ疾病対策センターによれば、妊婦へのワクチン投与は妊娠の週数を問わず強く推奨しており、流産、早産など妊娠異常を引き起こす可能性は、ワクチンを打たない妊婦と同じだと報告されています。

Q 花粉症の抗アレルギー薬を飲んでいますが、ワクチンを接種しても問題はないですか。

A 一般的には問題ありません。しかし、免疫力をやや減少させるステロイド剤（セレスタミンなど）が入った抗アレルギー薬は、ワクチンによる免疫がつきにくいという場合があります。現在、そうした薬を服用している人は、かかりつけの医師に相談をしてください。

筆者のクリニックでワクチンを打った人のなかに、全身にかゆみが出た人がいました。すぐに薬を投与して改善しましたが、なかにはそういった副反応が出る人がいるかもしれません。

重篤なアナフィラキシーショックには十分気をつけたいですが、抗アレルギー薬を飲んでいても、ワクチンを打つことのメリットはデメリットを上回っていると筆者は考えています。

変異の激しい新型コロナウイルスには抗ウイルス薬剤が必要

国民の大半がワクチン接種したイスラエルは、２０２１年８月１日から60歳以上を対象にした３回目のワクチン接種を行って感染が抑えられてきたが、近く経口ワクチンの臨床試験も開始される見通しだ。

Q 新型コロナウイルスの経口ワクチンは作製が可能ですか。

A アストラゼネカ社と同じウイルスベクターワクチンや弱毒化生ワクチン、つまり一部遺伝子を除いたウイルスを使用し、投与するワクチンなら作製可能です。

現在、経口ワクチンは4種類ほど存在し、ポリオ、ロタウイルス、腸チフスなど腸管由来の感染症には、胃を通って吸収されるので有効性が認められています。ただし、コロナは呼吸器感染症のため、経口ワクチンの開発は少しハードルが高い。胃の消化酵素がスパイクタンパク質を分解してしまう恐れがあるのです。

さらにポリオなどと同じく、弱毒化したワクチンとはいえ、生きているウイルスが入ってしまう分、体内でウイルスが先祖返りして変異型に変わってしまう危険性もあります。実際、世界でいくつかのメーカーが試みていますが、第Ⅲ相の臨床試験が終わったものはありません。現実的なのはスプレーによる経鼻ワクチンです。カナダのメディカゴ社が、植物を精製したVLPワクチンの臨床試験を進めており、承認も間近と報じられています。

Q 新型コロナのワクチンは3回以上の接種が必要になりそうですが、BCGや麻疹のように子どものころに打って終わるワクチンとの違いはなんでしょうか。

A たとえばBCGは結核菌に対するワクチンですが、結核菌はほとんど変異をしません。増殖も遅く、10～15年は免疫が続くため、免疫力が低い子ども時代に打てば、30歳くらいまで予防効果があります。

一方、RNAウイルスである新型コロナウイルスやインフルエンザウイルスは変異が非常に多いため、一度免疫を付与しても新しく変異したものが入ってくると対応できないことがあります。また、後進国にワクチンが完全に行き渡らず、長く付き合う感染症となる可能性があります。

先述の経口ワクチンのように新型コロナウイルスワクチンでも、弱毒化生ワクチンの臨床研究は続いています。うまくいけば強力な効果が期待されますが、一方で弱毒化ワクチンウイルスによるリスクも懸念されています。

Q 過去、医療現場ではワクチンが効かない感染症の出現時に、抗生物質を試してきた歴史がありますが、新型コロナではどうでしょうか。

A 抗生物質は細菌性の感染症に有効ですが、インフルエンザなどのウイルスには効きません。ただし、ウイルスに感染することで体が弱り、別の細菌に感染して状況が悪化することがあるため、細菌性、ウイルス性を問わず感染症の予防手段として投与されることがあります。

有効なワクチンがつくれないとき、医療現場では、一刻を争う状況をしのぐために今回のような新型のウイルスなどの微生物を試験管内で増殖し、抗生物質をその

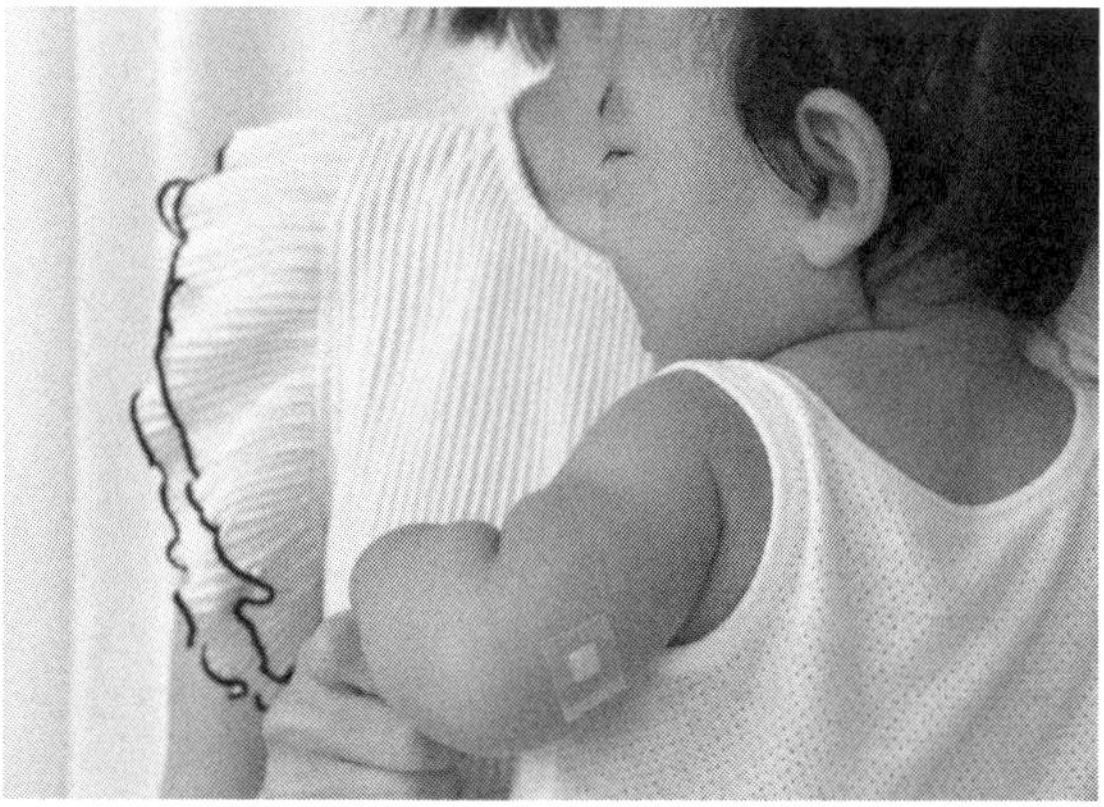
子どものころに打ったBCGと違い、変化の多いコロナワクチンは何度も接種しなければならない

培養細胞に添加します。ウイルス増殖が止まることが認められれば、さらに動物実験をして有効性、安全性を確認し、これを抗ウイルス剤として、人体に使用します。とくにエイズは変異が著しく、ワクチンでは対応できなかったのですが、いくつかの抗ウイルス薬を組み合わせる治療法が成功しました。現在は不治の病ではなくなっています。

新型コロナでも必ずよい抗ウイルス剤が出てきます。筆者はイベルメクチン、デカドロン、カモスタット、オルベスコ等で治療しており、ほぼ成功しています。メルク社のモルヌピラビルは中等症の人が飲めばほぼ死亡はゼロと報告されており、米国では間もなく承認され、国内でも21年末には使用できる予定です。もちろんカクテル療法もよく効きます。

妊娠予定、妊娠中、授乳中の人もワクチン接種が望ましい

２０２１年8月19日、千葉県の30代妊婦が新型コロナウイルスに感染後、自宅で出産、新生児が亡くなるというニュースが報じられた。妊婦は妊娠29週で、14日に中等症レベルになり、入院先を探したものの見つからず、17日に陣痛を訴えてからも自宅待機を余儀なくされた。当時千葉県の病床使用率は78・７%、重症者用も78・４%に上っており、実質は満床だったとされる。この事案から、妊婦への接種は妊娠週数を問わずに行われることが推奨されるようになった。

また、第５波では学校クラスターの発生が相次ぎ、12歳以上の子どもへの接種も積極的に行われるようになっている。

Q 妊娠中の接種は問題ないのですか。

A 米疾病対策センター（CDC）は妊婦に対するmRNAワクチン接種を推奨しています。妊娠後期にコロナウイルスに感染すると、重症化しやすいという報告もあり、自治体などでは、妊婦等への優先接種を始めています。

もちろん、筆者のクリニックでも、妊婦に対して積極的にワクチンを打っています。海外では、mRNAワクチンを接種した妊婦の臍帯血や母乳に抗体があることが報告されています※。この抗体が新生児の感染を減らすかは研究が待たれるところですが、母親から新生児へ抗体が移る可能性もあります。

ただしアストラゼネカ社のワクチンのようなウイルスベクターワクチンは体内で分解されるのに時間が少しかかるため、胎児になんらかの影響が出る、もしくは出ないと断定した報告を確認していません。

私も打っているファイザー社製のmRNAワクチンでは、接種した妊婦の方への重大な副反応は今のところ出ていません。

※　Kathryn J. Gray.et al.(2021) Coronavirus disease 2019 vaccine response in pregnant and lactating women: a cohort study.AJOG.DOI:https://doi.org/10.1016/j.ajog.2021.03.023

Q 12歳未満の児童や幼児への接種は開始されますか。

A 米国の多くの研究によると12歳未満でも特別な問題が出るという報告はありません。ファイザー社やモデルナ社の治験も進んでいて、米国では接種が可能になっています。

デルタ株の流行で、子どもはほとんど重症にはなりませんが、幼稚園などで感染して父母等にうつすことで家庭内感染が世界中で増えました。感染予防の上でも、日本で12歳未満への接種は重要な課題になっています。

Q 政府は3回目の接種を検討しています。2回目まで副反応が大きくひどかった人は、3回目はもっとひどくなりますか。

A 2回目よりも3回目の方がひどくなる人が出る可能性は高いでしょう。しかし、副反応が強い場合、解熱鎮痛剤のアセトアミノフェン（カロナール）などを使用すれば痛みが引いてきますから、2回目と同様に対応は簡単にできます。

Q 副反応が大きくて苦しんだ人ほど、効き目がいいという話があります。

A 副反応の強さと抗体価を比較した正確なデータを見てはいませんが、筆者の4500名ほどの患者さんの経験から推測すれば、副反応が強く出た人の抗体価が高くなるケースがあるのは確かです。

とはいえ、副反応が出ない人は抗体ができないわけではありません。副反応が強く出るのは、免疫反応が強い人、あるいは痛みなどに感受性の強い人などです。副反応が出なくて抗体を調べた患者は何人もいますが、ほぼ抗体はつくられています。心配であれば、検査を実施しているクリニックなどで抗体価を調べてみたらよいかもしれません。

ただし、抗体量が多いからといって、絶対にかからない、というわけではないと思います。当たり前のことですが、人混みなどに出るときは、三密を避け、必ずマスクをしましょう。

新型コロナウイルスの豆知識1

コロナウイルスとは

新型コロナウイルスは国際的に「SARS-CoV-2」と呼ばれ、このウイルスが引き起こす病気の名称を「COVID-19」という。

外観が王冠（Crown）、もしくは太陽の光冠（コロナ）に似ていることから名付けられた。構造は粒子状で、表面は一般的な細胞膜と同じエンベロープ（脂質二重膜構造タンパク）で覆われ、表面に花弁状のスパイク（S）タンパクが多数出ている（図参照）。

1960年代に最初のコロナウイルスが発見された後4種類が同定され、2002年に中国・広省を中心にSARS（重症急性呼吸器症候群）、2021年にサウジアラビアでMERS（中等呼吸器症候群）を確認。新型コロナウイルスはこれに続く7番目のコロナウイルスとなった。

ウイルスには構造の違いから複数あるが、コロナウイルスは「1本鎖RNAウイルス」に分類される。2本の鎖を持ち修復能力が高いDNAと違い、RNAウイルスは変異が起きても修復できず、変異しやすい性質がある。

宿主はヒト、犬、猫、鳥、牛、豚、ラクダ、コウモリなどで、ヒトへの感染では風邪を含む呼吸器系疾患、白血球の減少、肺障害などの症状を引き起こす。

新型コロナウイルスの構造

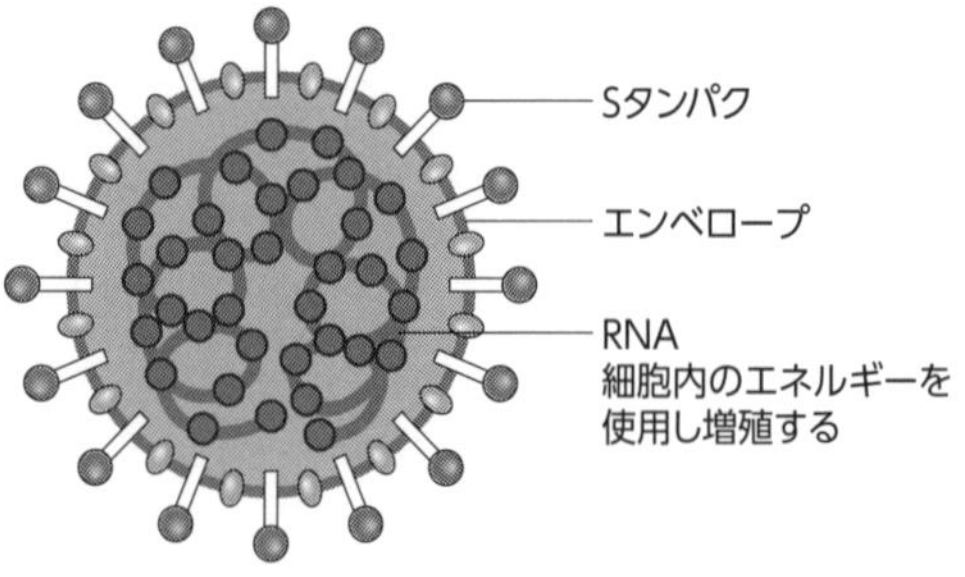

第2章
コロナウイルス不安解消編

ワクチンを2回接種した後にも感染してしまう
ブレークスルー感染が話題となっている。
ブレークスルー感染は防げるようになるのか、
これから出現するであろう
新しい変異株にどう対応するのか。
現在できる対応策について考えていこう。

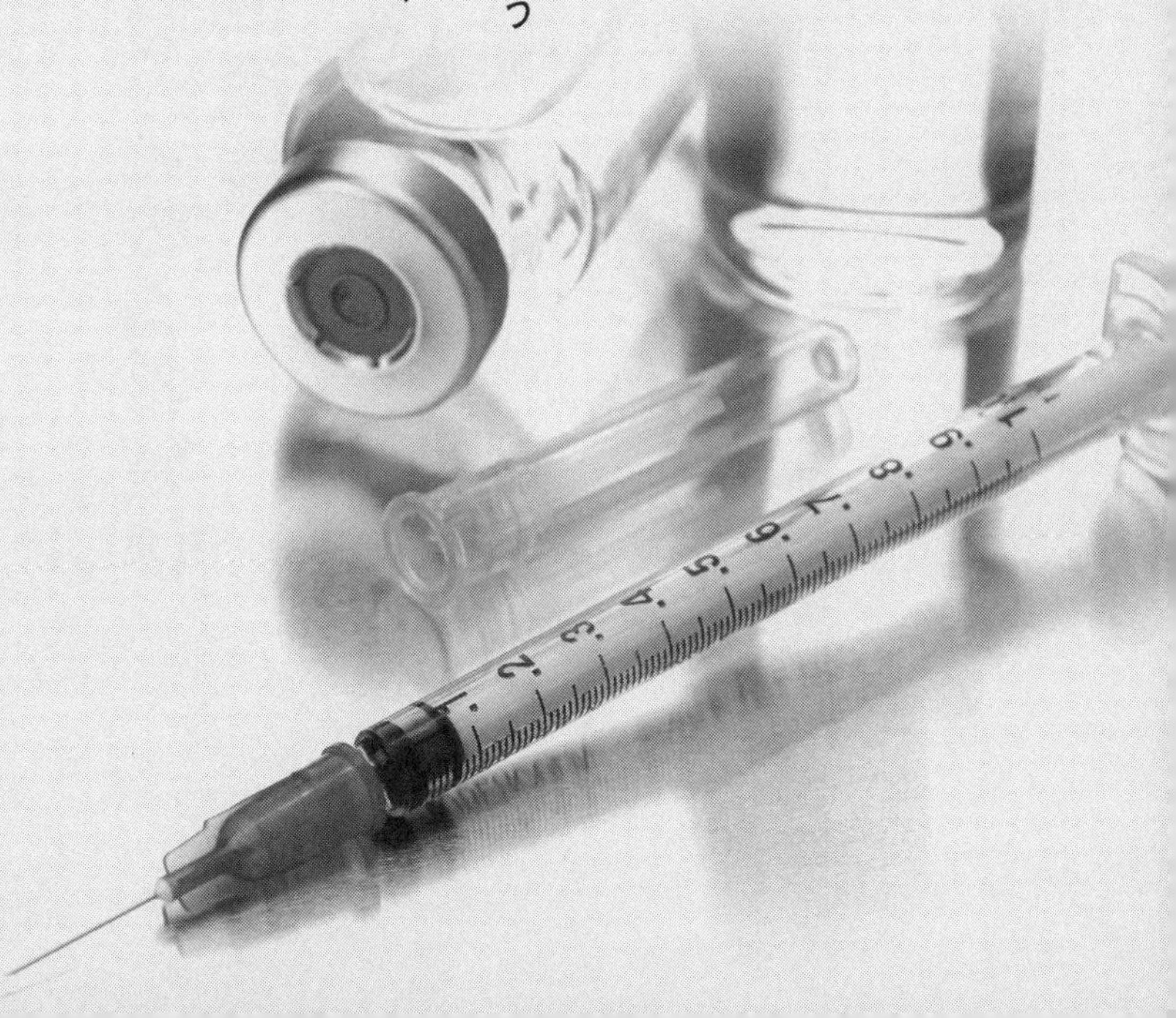

コロナウイルスを押さえ込める希望は
ワクチンの異種混合接種

異種混合接種とは、２回接種が必要とされる新型コロナワクチンの１回目と２回目で違う種類のワクチンを打つことをいう。

現在では、ファイザー社に代表されるｍＲＮＡワクチンをはじめ、ウイルスベクターワクチン、不活化ワクチンが各国で流通しているが、さらにＤＮＡワクチン、組換えタンパクワクチンなどさまざまな種類が開発されている。

しかし、日本では未だ異種混合接種に前向きではない。３回目接種の検討を進めると同時に、この異種混合接種も、コロナウイルスを押さえ込める武器のひとつとして接種の検討を進めてもらいたいと強く願っている。

ワクチンとして最善のものは、いくつかの変異型のｍＲＮＡを混合してつくるワクチン、またはウイルス細胞の変異の起こらないタンパクを含んだワクチンがベストだが、これはまだ出現していない。

Q 海外では行われている異種混合接種。日本で厚労省が許可しないのはなぜですか。

A 厚労省がなぜ許可しないかについて、予防効果を高めるという観点から、筆者はこの政策が理解できません。一刻を争うワクチン不足のときにアストラゼネカ社製ワクチンを外国に無償提供していたのは間違っていたと言わざるをえません。過去の著書でも触れていますが、厚労省は新型コロナウイルス対策の初動で大失態を犯し、「ダイヤモンド・プリンセス号」の乗客、乗務員、ひいては日本中を危険にさらしました。

感染症対策の基本は「感染者を見つけて、隔離すること」ですが、今に至ってもPCR等の検査体勢は十分といえずに未曾有の第5波を招き、感染者は2021年8月20日に過去最多の25868人となりました。

アストラゼネカ社製のウイルスベクターワクチンと、ファイザー社、モデルナ社製のmRNAワクチンを打つ異種混合接種は、予防効果が高まると筆者の動物実験データをもとに考えています。

デンマーク国立血清研究所はアストラゼネカ社製を接種後に2回目としてmRNAワクチンを接種したところ、14日後の感染リスクはワクチン未接種者と比べ88％減少することを確認、ファイザー社製ワクチンを2回接種した有効性に匹敵する数値だと発表しました。ウイルスベクターワクチンは、少し有効期間が長いと筆者は思っています。

筆者が研究を続けるエイズウイルスでは、1種類だけよりも複数の抗HIV薬を組み合わせるほうが治療効果が上がるという研究が発表された後、この効果がすぐに実証され、もはや複数の抗HIV薬を使うことは常識となっています。エイズウイルスはコロナウイルス同様一本鎖のRNAウイルスなので、応用できる要素は多いはずです。許可しない理由はおそらく、事務手続きの煩雑さでしょう。それでも、3回目接種時に異種混合接種の検討を表明しているだけ、少しは進歩したといえるかもしれません。

Q　1回目と2回目で違うワクチンを打つと、副反応はどうなりますか。

A　海外でも、異種混合接種の効果については研究があるものの、副反応について言及された論文は今のところありません。

日本では事例もないため推測の域を出ませんが、抗体が高くなると、それに伴い、副反応が強めに出る可能性は否定できません。

ですが、接種の前例からどのような副反応が起こるかだいたい判明してきているので、解熱鎮痛剤の使用などの対処でも十分可能だと考えます。

Q 違うワクチンを打つメリットとはなんですか。

A 新型コロナワクチンは、1種類のワクチン接種でも予防効果の高さはインフルエンザワクチン以上あり、無理に別の種類を打たなくてもいいと考える向きも多いと思います。
しかし、変化の激しいコロナウイルスは変異が起こるたびに新しい特徴を持つようになります。その変化を予測するのは難しいですが、1種類のワクチンよりは、他の特徴をそなえたワクチンを打つことで、予防できる範囲が広がることは間違いありません。

ブレークスルー感染予防のカギは期間をあけたブースター接種

世界ではブレークスルー感染への懸念から、3回目のワクチン接種、つまりブースター接種が検討、実施され始めている。

ブースター接種は効果があるといわれるが、国内には医療従事者枠と自治体枠を使って半年間で4回も接種した人もいるという。短期間に繰り返し打つことで、ブレークスルーは防げるのか。また、人体に出る影響について考察したい。

Q 2回を超えるワクチン接種に問題はありませんか。

A　3、4回接種した例の副反応は報告されていませんし、体調に大きな影響はないと思われますが、そもそも短期間に何度も打つ必要はありません。最初に接種してから1カ月前後で2回目を打つと抗体価が上がることは分かっています。その上がった数値は3、4カ月経つと徐々に下がってきます。8カ月後ぐらいに3回目を打てば、2回目よりも4～10倍、抗体価が上がると考えられます。検証できているのはそこまでで、短期間にそれ以上打ったところで、プラスアルファの効果があったという報告はヒトではありません。インフルエンザの場合も、効果を踏まえて年1回の予防接種となっています。

筆者の友人の医師が接種後少ししてから自分の抗体を測定したところ、抗体が6分の1に低下したと言っていました。ともかく抗体は時間とともに低下するものであり、ブレークスルーは起きるものといえます。

Q デルタ株の拡大で子供の感染が急増しています。子供のワクチンの副反応はどのようなものですか。大人との違いはありますか。

A 米国の報告では、大人も子供も副反応の頻度、重症度などに差はないとされています。それなのに子供の接種が遅かったのは、当初流行したアルファ株などのウイルスに感染する例があまりなかったためでしょう。

しかし、デルタ株が主流になって子供にも感染が広がりました。これを見て、打った方がいいという見解が形成されていくのですが、安全だという臨床データがあまりなかったので、インフルエンザなど他のワクチン実績で副反応を想定できる12歳以上を対象にしていたのです。

Q ワクチン接種後も感染するブレークスルーが増えていますが、本当に普通の暮らしに戻れますか。

A　一般的な呼吸器感染などで集団免疫を獲得するには、7割以上の人が抗体をもつ必要があると考えられていますが、新型コロナウイルスでは日々状況が変わっています。
2021年3月ごろには、バイデン政権の首席医療顧問であるファウチ博士らが、米国民の8、9割以上が抗体をもたないと種々の変異型をもつコロナには効果が完全ではないと報告していました。

デルタ株が出現してから、ワクチン接種済みでも感染するケースが増えています。

感染後の自然免疫もいつまで続くか正確には不明で、現在のところ、新型コロナウイルスで集団免疫を獲得することはそうとう難しいとされています。

Q　ブレークスルー感染を起こしやすいタイプの人はいるのですか。

A　高齢者や糖尿病、ステロイドホルモン治療を行っている人は体内の免疫反応が低下しているため、ワクチンを打っても十分な免疫反応が獲得できず、デルタ株などの強い病原性をもつウイルスに感染するケースが見られます。

これらの疾患がある人は、抗体価を調べておいてもいいでしょう。

さらに、高齢者のなかには免疫の上昇が不完全な人も多くみられます。とくに、高齢者介護施設では、高齢者の抗体が足りなくなり、ブレークスルーによるクラスターが出始めています。医師、高齢者等の３回目接種が必要でしょう。

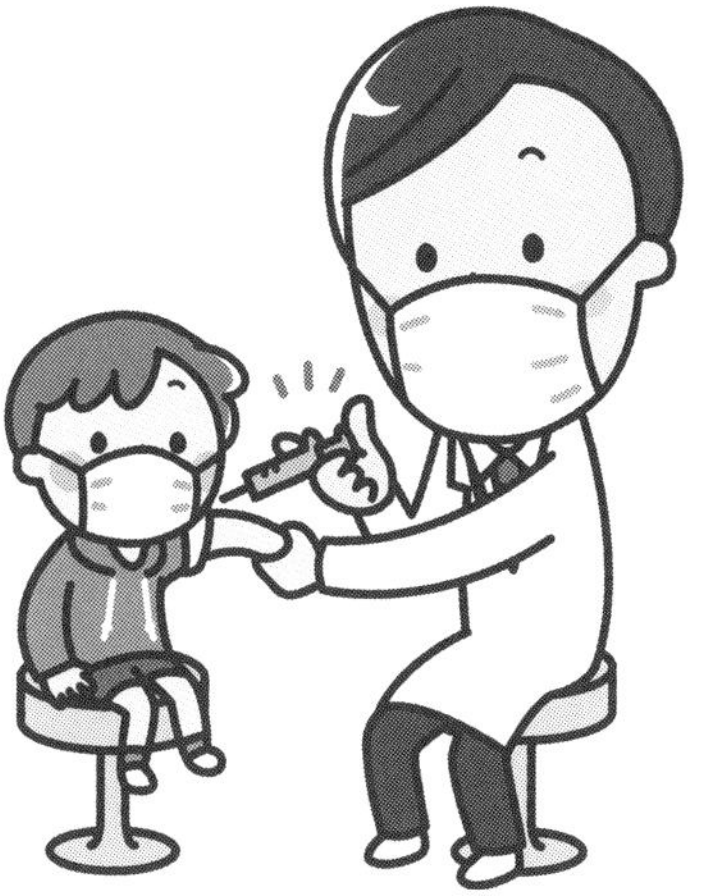

肥満、喫煙中の人は重症化リスクが高まる可能性大

北里大学の研究グループが、米国の新型コロナウイルス患者の大規模電子診療データにある280955人を解析した結果、新型コロナウイルス重症化リスクが高まる要因は4つあるとした。それが「65歳以上」「男性」「2型糖尿病」そして「BMI30以上の肥満※」だ。

さらに、この4つの要因が重なれば重なるほど、入院や重症の危険性が高くなると報告されている。

現在も新型コロナウイルスが変異を続けているなか、肥満の人や喫煙者の感染のリスクが上がる可能性が多少あるとみていいだろう。

※　Wataru Ando.et al.(2021) Impact of overlapping risks of type 2 diabetes and obesity on coronavirus disease severity in the United States.Pub Med.doi: 10.1038/s41598-021-96720-x.

Q 肥満の人はワクチンが効きにくいと聞きましたが、本当ですか。

A 新型コロナウイルスに感染した人を報道する際、よく言及されるのが基礎疾患の有無です。基礎疾患を持つ人はそうでない人と比べて、重症化する割合が高く、後遺症も残りやすいことが臨床データから分かっています。

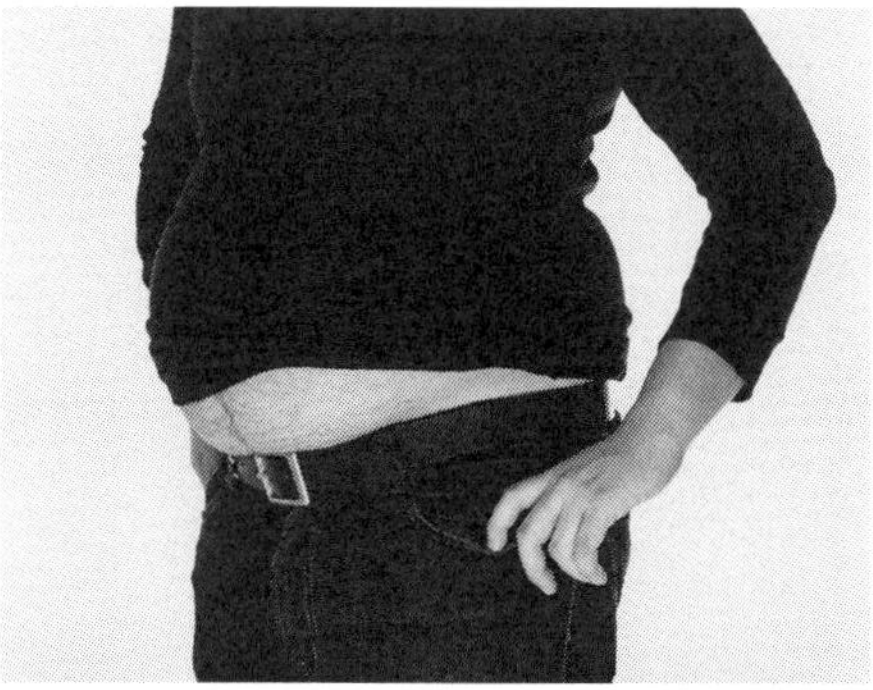

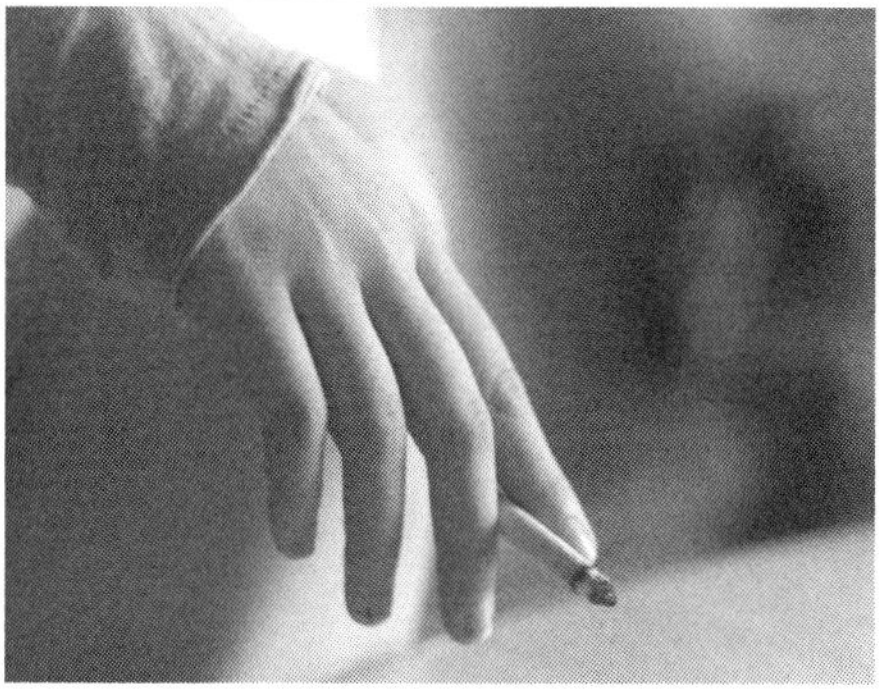

肥満と喫煙は感染リスクを上げる

この基礎疾患には、呼吸器系の病気、心臓病、腎臓病、糖尿病など、一般の方が思い浮かべる重篤な病気の他に、ボディマス指数（BMI）が30以上の肥満の人が含まれています（例：BMI30の目安は、身長170センチメートルの男性で体重

87キログラム)。

ファイザー社やモデルナ社の研究でも、肥満の人にはワクチン効果が薄いことが発表されています。そもそも、肥満の人は免疫系が体重に比して発達していない場合があり、新型コロナウイルス以外でも、病気にかかりやすくなっています。

残念ながら、肥満の人はワクチン効果がそうでない人に比べて低下しており、ワクチン未接種の場合、感染すると入院するケースが多いと言わざるをえません。しかし、効果がある程度低くなるとはいえ、ワクチンを接種しておけば、感染したとしても重症化する確率を確実に下げることができます。

Q 飲酒量が多い人もワクチンが効きにくいのですか。

A 千葉大学医学部附属病院がファイザー製ワクチンを接種した職員1774人の抗体を調べたところ、毎日お酒を飲む人はそうでない人に比べて、抗体の総量が約20%少ないというデータを公表しました。

抗体の総量が20%少なくても、中和抗体の量としては十分で、感染や重症化を防ぐ効果にさほど違いはありませんが、普通に暮らしていても抗体が減ってくる半年後の数値が気になります。ちなみに、週2~3回の飲酒では、まったく飲まない人との差は認められないほどだったそうです。

一方、宇都宮病院研究チームの調査では、ワクチン接種後、たばこを吸う人は吸っていない人と比べて抗体価が有意に低かったことが分かりました。そうでなくても喫煙はあらゆる病気の危険因子です。免疫機能も低下することが分かっているので、せっかく打ったワクチンの効果を維持するためには、禁煙をおすすめします。

Q ミュー株など新たな変異株はワクチン効果が未知数だといいます。感染を予防できる食べ物はありますか。

A ミュー株は南米コロンビアで初めて確認されて以来、WHOでも非常に注意が必要だとアナウンスされています（29ページ参照）。東京大学医科学研究所の実験では、ワクチンでつくられる中和抗体の効果が従来株と比べて約7分の1というデータが出ています。この実験結果がそのまま人間に当てはまることはないとはいえ、今後の推移に警戒しなくてはなりません。そして、変異株でも従来株でも感染を予防できる特定の食品は、今のところ報告されていません。「○○が効く」という広告はすべてウソなので、信じないように気をつけましょう。

インフルエンザとコロナワクチン同時接種で免疫が活性化!?

藤田医科大の研究チームによると、ファイザー製ワクチンを接種した3カ月後に、細胞への感染を妨げるＩｇＧ抗体の抗体量を測定した結果、男女とも共通して接種直後より４分の１程度に減っていたという。

また、冬になればインフルエンザの流行が懸念される。新型コロナウイルスとの同時爆発も懸念されるが、それぞれのワクチンを同時接種することで、相乗効果を得られる可能性もある。

Q 接種後半年で抗体が４分の１になるということですが、効果がなくなるということですか。

A ワクチン接種後にだんだん抗体量が減っていく現象は、どんな人であっても避けられません。ただし、抗体が減ったからといって、即感染してしまうかというと間違いです。体内の抗体量が減ったとはいえ、3カ月後程度であれば、感染を防ぐだけの量は一般的にはあります。

また、抗体量が少なくなっていても、ワクチンを打っていれば細胞性免疫や自然免疫も活性化され、発症予防や重症化を抑える効果を維持しているという研究もあり、一概に抗体量の減少が「即感染」ということはないといえます。とはいえ、2回ワクチンを接種していても亡くなるケースが、介護施設等でもじわじわと報道されつつあります。

高齢者や医療従事者など、早期に2回目のワクチンを打った人たちにとって、2021年9月時点では、もはや半年近く時間が過ぎていることになります。とくに医療現場で働く人は3回目のワクチン接種をするべきでしょう。

Q インフルエンザとコロナワクチンの同時接種に問題はありますか。

A 同時に受けても理論上、問題はありません。免疫学的には、どちらに対する抗体価も上がると思われます。同時に3つを接種する3種混合DPT（ジフテリア、百日咳、破傷風）ワクチンでは、お互いに免疫体を活性化するとのデータもあります。ただし、コロナワクチンの副反応とインフルエンザの副反応が重なる場合があるかもしれないので、2週間ほど間隔を空けてから打つのもいいでしょう。

Q 副反応を予防するために、接種の前に解熱鎮静剤を飲んでもいいですか。

A カロナールなどの解熱鎮痛剤を前もって飲んでからワクチンを打つと、免疫反応やサイトカイン（免疫系細胞から分泌されるタンパク質）の産生が抑えられる可能性があります。解熱鎮痛剤の作用で免疫活性力が低下するおそれがあるので、避けましょう。服用は、我慢できない局所の痛み、頭痛、発熱や疼痛が出現した場合に限って使用してください。

Q ワクチン接種前後に行うと効果が薄れることはありますか。

A　ステロイド剤、抗がん剤、抗リウマチ薬などを使っている患者さんは要注意で、薬の影響によって免疫力を高めるようなリンパ球や自然免疫などの機能が弱体化し、免疫が十分につかないこともあります。該当する患者さんはもちろんですが、そのほかの人でも、接種前の1週間は、解熱鎮痛剤やステロイド剤の入った医薬品を使わない方がいいと考えています。

Q　世界で試験導入されている「ワクチンパスポート」は必要でしょうか。

A　ワクチンパスポートはあった方がいいと思います。もちろん、常に出現する変異株に対して、現行のワクチンが十分な抗体を獲得できるとは断言できません。ワクチンを接種すれば感染重症化等は少なくなりますが、１００％感染しないという保証はありません。

ですが、パンデミック中はパスポートを活用し、多くの人にとって安全で、楽しく豊かな人生を送れるようにすべきだと思います。あと1～2年ほどすれば、カクテル療法や新しい抗ウイルス薬などが多様に使えるようになり、世界の自由度は増しているはずです。

ワクチン接種と死亡の因果関係が認められない理由

新型コロナワクチン接種の副反応として、死亡事例との因果関係を懸念する声は多い。政府は、国の健康被害救済制度によって、遺族に４４２０万円を一時金として支払うと公表しているが、現時点で該当するケースはないとされる。

全国のワクチン接種者数は約1億４９４５万人（9月30日時点）に上る。うち1回目は約８０９６万人、2回目は約６８４８万人だ。

一方で厚労省は、コロナワクチンの接種後の死亡者数は２０２１年2月17日〜8月22日で１０９３人と報告している。

Q 接種後の死者数が多いのではないですか。

A 季節性ワクチンに比べて数が多いといえるでしょう。厚労省は令和元年シーズン（19年10月1日〜20年4月30日）に報告されたインフルエンザワクチンの接種者約５６４９万人のうち、死亡報告数を６人としています。ただし重症例でいえば、09年のリポートによると、インフルエンザワクチンは４１５０万人が接種して１２０例の重篤な副反応、死亡９件と報告されています。季節性ワクチンにも、重篤な副反応は少なくないのです。

Q ワクチン接種と死亡の因果関係が認められないのはなぜですか。

A たとえばワクチンを接種してから1時間以内にアナフィラキシーショックや心停止などを発症したとします。それでも明らかにワクチンが重篤な副作用を起こし死亡した、と証明するのは医学的に非常に難しい。確かにコロナワクチンのスパイクタンパクはヒトの血小板を減少させると報告されています。

血小板には複数の血液凝固因子が含まれ、血液の流れに影響を及ぼします。血栓症、心筋梗塞、心筋炎などいくつかの重篤な副反応があることは証明されていますし、アナフィラキシーももちろん起きています。

ただし現在のところ、国内接種の大半は高齢者です。たまたまワクチンの投与後に軽い心臓発作を生じ、それが重症化してしまう例はあると思いますし、間接的な影響で亡くなった例もそれなりにあると考えられますが、もともと持病を抱えていたり血管が弱っていたりした場合、ワクチンが主だった原因で亡くなったとは判断できません。

ワクチンの普及を推進している国としては、正確性が曖昧なものを「副反応が原因」と判定できない。「因果関係は不詳」と報告するほかないのでしょう。

Q 認められる例があるとしたらどういう症例でしょうか。

A 遺伝的な要因や持病もない健康な10代、20代がワクチンの接種後30分~1時間以内に血栓症などの症状で亡くなる事例が10人以上になれば、国も本格的に調査せざるを得ないでしょう。

リスク回避という点では、政府はアストラゼネカ社のウイルスベクターワクチンの接種を見送っていました（21年8月から公的接種開始）。これはmRNAワクチンに比べて、血栓症が起きる頻度が高いことが証明されているからです。しかし、新型コロナ感染症に治療薬がなく、多くの国民が受けなければパンデミックは収まらないのも事実です。東京オリンピック前にワクチン接種を終了すべきだったのに、アストラゼネカ社のワクチンを国内で使用しなかったのはジャッジミスでした。

ワクチンには、コロナ感染後の重症化を防ぐ効果もあります。血栓症の不安がある人は、まずは主治医などと相談して、ワクチン接種をするかどうか、判断をしてほしいと思います。

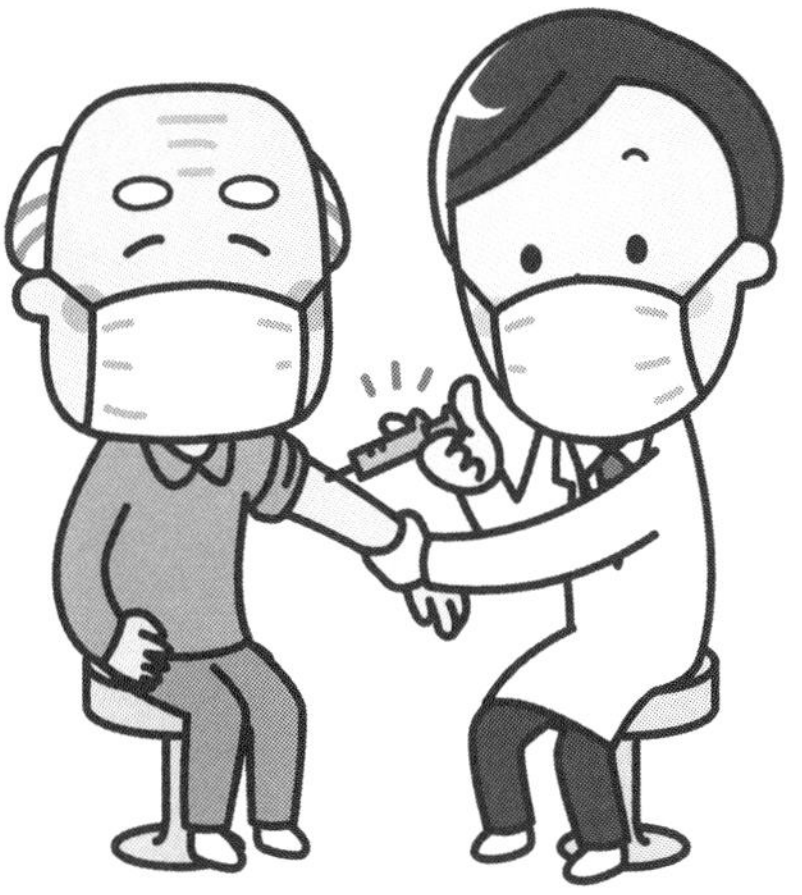

持病がある高齢者はワクチン接種後の体調悪化に注意

1回でも7割前後の予防効果が得られるが2回接種で中和抗体量はさらに増大

2021年4月から、全国の多くの自治体で64歳以下の接種券配布が始まったことは記憶に新しい。政府は「11月中には希望者全員にワクチン接種を終えたい」としている。全国の多くの自治体では、中学受験を控えた12歳以下の子どもへの接種も始まっている。

Q 新型コロナウイルスのワクチンはすでに1度罹患した人でも接種することができると聞きました。接種はしなければならないでしょうか。

A 新型コロナウイルスは1度感染すると抗体ができますが、再度感染する可能性もあります。筆者のクリニックでは100人ほど来た患者さんのうち、5人ほど治療しています。その対策としてmRNAワクチンを接種すると、スパイクタンパクに対する血中の抗体値と中和抗体値が、感染歴のない人に比べて非常に高くなることが報告されています。そのため感染経験者への接種は1回でも十分効果が認められると考えますが、詳細な検証データは出ていません。感染してから数カ月間は再感染のリスクが感染歴のない人と比べて低いため、接種する場合は半年以内をめどに考えればいいでしょう。

ちなみに副反応について、厚労省はHPで〈全身性の副反応や、接種部位の痛みといった局所の副反応が、感染歴のない方と比べると高い割合で発現するといった報告もある〉とのアナウンスも行っています。接種による免疫反応が強く出るためだと思います。

Q 1回目の接種後に予約を取れなかったり、副反応を気にしている間に2回目を逃した場合、次の接種をまた1回目として打つ必要がありますか。

A 最初の接種から2～3カ月であれば、1回目から打ち直す必要はまったくありません。ワクチンは1回接種すると初回免疫（プライミング）が得られます。これは免疫を活発にするための予備刺激と呼ばれるもので、ファイザーの場合は接種3週間後（モデルナは28日後）に追加免疫（ブースター）をすることで、体内の免疫記憶を強く活性化させてウイルス予防効果を増強させます。

1回でも7割前後以上の予防効果があるとされますが、強固な免疫を獲得するには2回必要です。筆者は1回接種後に感染した患者さんを8人ほど治療しています。接種間隔は国によってもさまざまですし、かかりつけ医などに相談し、3カ月くらいの間隔なら2回目として予約してもいいでしょう。

Q 職域接種や近所付き合いの中で、ワクチンの話題も増えてきました。やはり打つべきなのでしょうか。

A 20年12月に成立した改正予防接種法によって、新型コロナウイルスのワクチン接種は努力義務になりました。任意なので強制力はないですが、受けるか、受けないかを考えるときに患者さんに伝えているのは、メリットとデメリットのバランスです。

接種するメリットは、自らの発症（重症化）を防ぎ、周囲への感染を広げる心配がなくなる可能性が高いこと。

デメリットはまれに深刻な副反応が起きる可能性を否定できないことです。これは一人一人違って、アナフィラキシー症状が出たことがある人はデメリットの方がありますが、基礎疾患のある人は発症した場合の重症化などを防げるので、メリットの方が高いです。

アナフィラキシーや発熱などの治療薬は完備されているので心配はありません。しかし、アストラゼネカ社のウイルスベクターワクチンは、数万人に1人の割合で血栓が起こることが報告されているので、その場合はすぐに点滴が必要です。

「副反応が恐ろしい」というイメージだけで避けるのは危険です。ワクチンは「周囲の人がやっているから」と何となく受けるのではなく、自分の体調に向き合って、正しい理解をした上で接種してほしいと願っています。

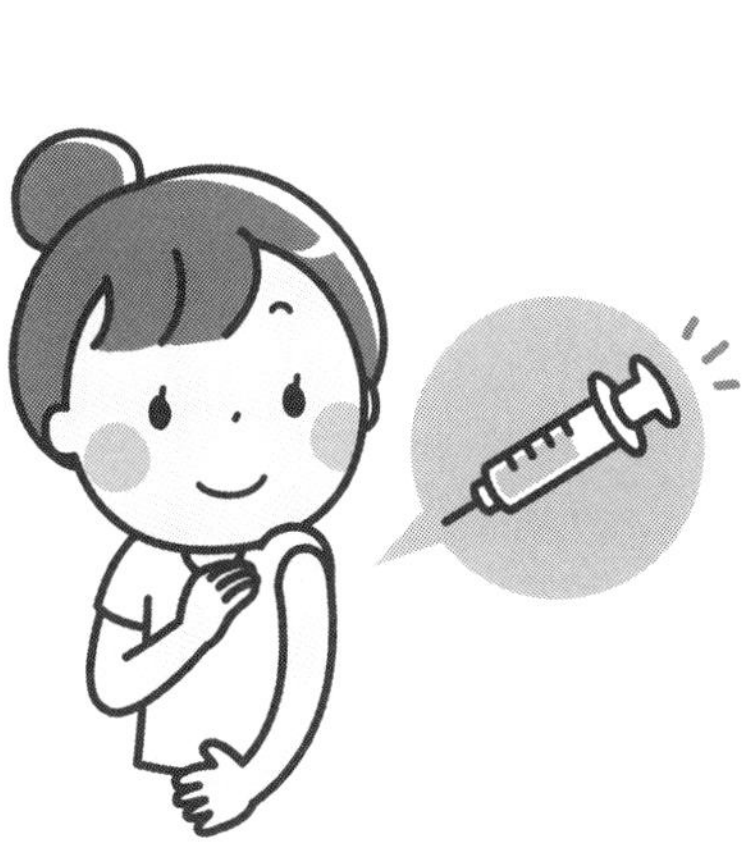

よく考えたうえでワクチンを接種を決めたい

ワクチン接種後に感染しても重症化は抑えられるケースが多い

現在では接種後の感染報告も多くなってきたが、一般向けにワクチン接種が開始された2021年6月、テレビ朝日系情報番組「グッド！モーニング」などで天気を担当する気象予報士の依田司さんが、ワクチン接種後に新型コロナウイルスに感染した。

6月24日に1回目のワクチン接種以降、高熱やだるさなどの体調不良を副反応と疑っていたが感染。幸い重症化せずに回復したが、ワクチンを接種しても感染するという事実に衝撃を覚えた人も多かったのではないか。このようなワクチン接種後の感染について考えたい。

Q 無症状の感染患者が接種しても問題ないのですか。

A このケースでは、接種した時点ですでに感染していた可能性があります。一般的に1回目のワクチン接種後、予防効果が出てくるのは6〜8日以後です。無症状感染者がワクチンを打った際、ワクチンの効果はなく感染します。

現在のところ、厚生労働省では、感染していても、未感染の人と同じく2回接種ができるとしています。WHOでも、すでに感染した人に接種しても安全だというデータを発表しています。

ただし、感染が分かっている場合、感染時期や受けた治療によって、接種までの期間を2〜3週間空けるほうが望ましいでしょう。

Q 新型コロナウイルス以外の感染症で抗体がある人が接種し悪化したことは？

A エイズなどでは、すでに抗体がある人がHIVウイルスを取り込むとマクロファージ（体内に侵入した細菌などの異物を食べる能力）が活性化するとされています。一方で弱毒生ワクチンは、ワクチンを受ける人の抵抗力が弱っていると、感染を招いてしまうリスクがあります。

日本ではポリオウイルスの生ワクチンで、ワクチンを飲んだ後にポリオを発症する例が生じ、不活化ワクチンの注射に変更された歴史があります。

ファイザー社やモデルナ社のmRNAワクチンは遺伝子情報をもとにしたワクチンなので、生ワクチンなどに比べればリスクは低いとされており、エイズやポリオウイルスのような抗体による増悪現象はありません。

Q 世界の主流はデルタ株になっています。デルタ株にワクチンはどう対応すべきですか。

A デルタ型、従来型、アルファ型（イギリス由来）の3つの型の遺伝子情報を混合してワクチンをつくれば、ほぼ収束に向かうと思われます。

理論的には最も簡単な方法で、メーカー側もおそらく多くの症例を検討できるインドなどでそのⅢ相の臨床試験を行っているといわれます。ウイルス感染症が減るほど、新たに発生する変異型も確率的には減少していくので、勢力は衰えると思います。

逆に、ウイルスに感染する人数が多ければ多いほど、変異する確率は高まります。

モデルナ社は、６月29日にモデルナ製ワクチンの２回目接種の１週間後に血液サンプルを採取した研究で、南アフリカで最初に発見されたベータ株と、デルタ株、カッパ株などインドで確認された３種類の変異株に対しても、中和抗体が生成されることを発表しています。検証データの少ない初期段階の結果ですが、最近ではこれらの変異株に対する有効性は６～７割と発表しています。しかし、２回接種者の感染は変異株でも13分の１、重症化率は20分の１、死亡者はほぼゼロとＷＨＯに報告しています。

デルタ株に感染した人の65％はワクチンを「未接種」というデータもあり、子どもや20代などの若い世代が接種し、接種後もマスク、手洗いをする、などの対策を講じれば、蔓延状況を抑えられる可能性が高いといえるでしょう。

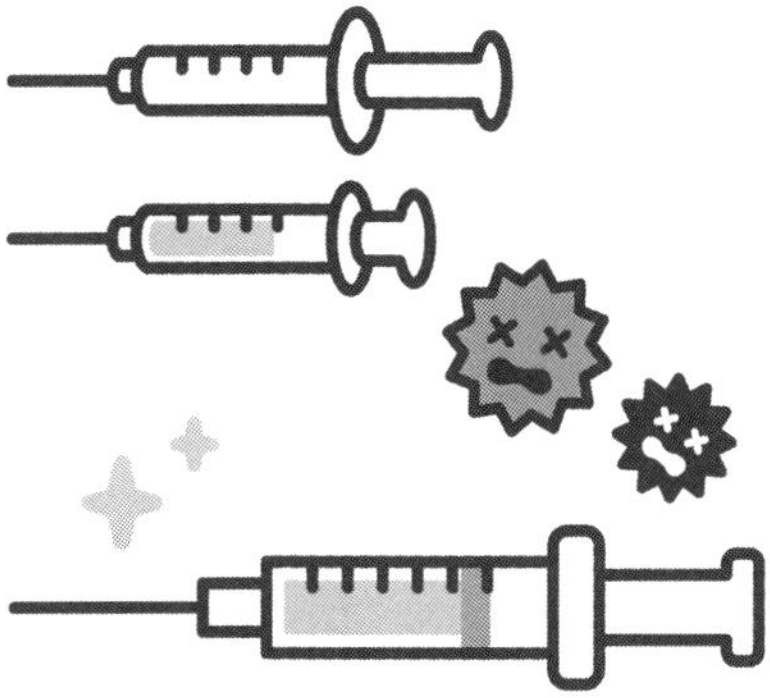

ワクチンを接種していれば、感染後の重症化を抑えられる

ワクチンを打ってはいけない人
ワクチンを打ったほうが望ましい人

米バイオテクノロジー「ノババックス」は２０２１年7月14日、新型コロナウイルスワクチンの大規模臨床試験で90・４％の有効性を確認したと発表した。まだ米食品医薬品局（ＦＤＡ）に緊急使用許可を申請中のワクチンだが、9月7日には日本政府が1億5千万回分の供給契約を結んだと発表。検討中の3回目接種などでの活用を見込んでいるということだが、供給は早くても22年初めとなる見通しだ。

しかし、今年は「ファイザー」「モデルナ」「アストラゼネカ」の各社製に頼るほかないのが現状だ。

Q 大規模接種会場で接種する場合のワクチンはモデルナ社製で、自治体の集団接種会場や開業医等ではファイザー社製が主流です。同じmRNAでもモデルナ社とファイザー社でどんな違いがありますか。

A ファイザー社製は当初、マイナス70度の冷凍保存が必要だとしていましたが、後に条件を緩和し、マイナス25〜15度の一般冷凍温度帯で最長14日間の保管が可能となりました。

モデルナ社製はマイナス20度、あるいは冷蔵庫でも約1カ月保管ができます。そのため、病院ではモデルナ社製が使いやすく、かかりつけ医で受ける場合もモデルナ社製が大半です。

両社とも3万人の治験データを発表していますが、副反応の重症度でいえば、ファイザー社は100万人に対して11・1人、モデルナ社は400万人に10人がアナフィラキシー症状を起こす可能性が指摘されていて、接種後の腕の痛みや発熱症状などはモデルナ社の方がやや高いとされています。

対象を日本人に限ると、慶応大学のグループによる1万人調査がありますす。その中間発表によると、アナフィラキシーと思われる症状はモデルナ社製で5人、ファイザー社製ではそれ以下となっています。筆者は5000人近く接種をしていますが、腕の痛みや発熱以外の副反応はほぼありませんでした。

Q ワクチンを打ってはいけない人は？

A 基本的に12歳以上であれば受けられます（米では12歳以下でも接種可能）。ただし、高齢者の肺炎球菌ワクチンなど、ほかの予防接種を受けている人は、2週間以上あけてから打つようになっていますが、あまりあける必要はないと筆者自身は思っています。

新型コロナワクチン以外であれば、複数のワクチンを同時接種してもあまり問題はなく、有効性がお互いに影響し、効果が落ちることはありません。新型コロナワクチンの場合は治験データがないため、現在は2週間あけることを推奨しているようです。

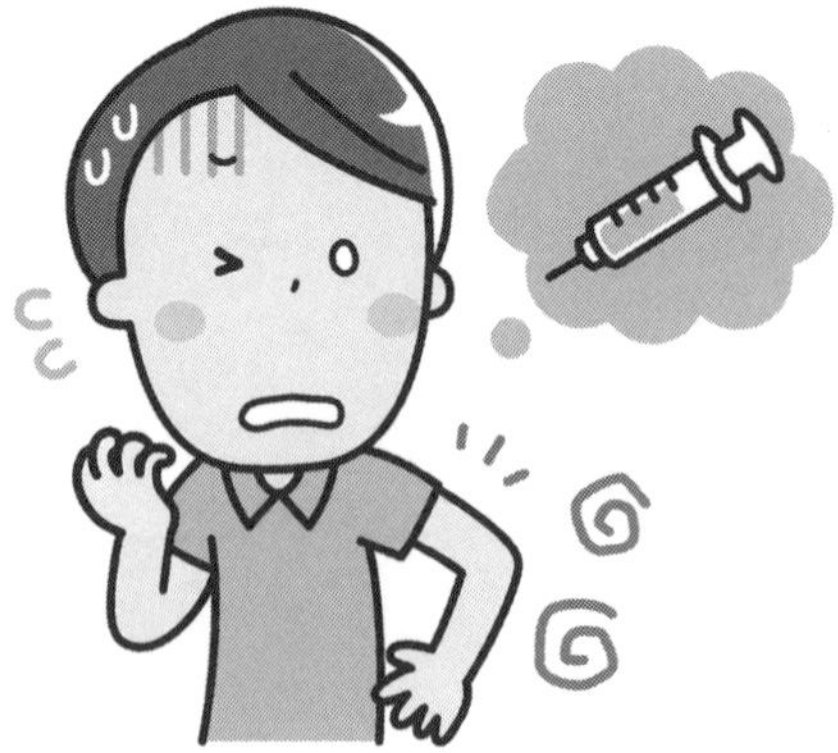

他の予防接種を受けている人は2週間あけてから

若い女性や食物などのアレルギーがある人、アナフィラキシー経験者の一部に症状が出るという報告があるため、問診だけでなくIgE抗体等のアレルギー検査も受けた上で、ワクチン接種を受けるほうが望ましいでしょう。

Q　アストラゼネカ社のワクチンが使用されることはありますか。

A　メーカーは有効性が約8割と発表していますが、政府が懸念しているのは血栓症が起こる場合です。接種後に体がだるくなったり、ぼーっとするのは、通常の副反応という説明でしたが、実は肺塞栓、脳梗塞が発症していたというケースが多少報告されました。この場合、息苦しい、吐き気がする、頭がフラフラする等の症状は医師の目視等だけで判断できないため、使用を見合わせることになっていましたが、mRNAワクチン不足のため21年8月から、40歳以上を対象として、公的に接種できることになりました。

ワクチン接種後の副反応は大半が一過性で、1〜2日で治まる

新型コロナウイルスのワクチン接種は医療従事者、65歳以上の高齢者への2回目接種がほぼ終わり、若年層への接種が進んでいるが、アナフィラキシーショックといった「副反応」が心配で決めかねる人も多いだろう。

筆者も2021年4月下旬に1回目の接種をし、5月に2回目を接種したが、筋肉注射なので少し痛みはあるものの、心配するような症状は出なかった。

接種をする際には、副反応について正しい知識を得ることも重要だ。

Q 「副作用」ではなく「副反応」と呼ぶのはなぜですか。

A 副作用とは治療薬を使用した際に起こる健康被害などの作用のことを指します。

ワクチンの場合は、接種したときに免疫が与えられる以外のアレルギー反応などのことを副反応と呼びます。

ワクチンを打つと体内に異種タンパク質が入ることで体が反応し、炎症性サイトカイン（炎症反応を促進する働きをもつタンパク質）などを産生し、鼻水、発熱、体のだるさなどを生じさせます。

これはワクチンそのものによる副次的なものではなく、免疫応答（外来の侵入者から身を守るために体内で起こる反応）によるもので、副反応と呼びます。

Q　ワクチンを複数回接種する場合、副反応が出やすいのは？

A　1度目の接種によって体内にある程度の免疫状態がつくられるため、2度目の接種時にサイトカインや免疫反応が強く出ることが一般的です。接種した人の免疫応答によって起きるので個人差があり、一人一人違うので完全にゼロにすることはできません。筆者の約5000例のケースでは、2割ほどの人に発熱、痛みが出ていましたが、処方したカロナールですぐよくなったという人がほとんどでした。

もしもアナフィラキシーショックが起きた場合でも、0・2ミリリットルのボスミン注射、場合によってステロイド注射を行えば、すべて治ります。一方で、「有害事象」と呼ばれるワクチンとの因果関係がはっきりしない症状が生じることもあります。たとえば、ワクチン接種後に頭痛がして、それが接種によるものか、ストレスや気圧の変化などによるものか、判別できない場合です。こうした概念も認識しておくと、過度に恐れを抱かずにすみます。

海外の報告によれば、ワクチンの副反応で多いのは、打った筋肉部位の痛み（75%）、倦怠感（50%）、頭痛（44%）、発熱（25%）と発表されています。いずれも通常1～2日で治まる一過性のものが大半です。

Q 重篤なアナフィラキシーショックはどんな人に起こる可能性がありますか。

A アナフィラキシーショックは、アレルギー反応によって吐き気、血圧低下、意識障害、血中酸素濃度の急激な減少によるショック状態などが生じることを指しますが、ボスミンなどのアドレナリン注射やデカドロンなどのステロイド注射で症状はすぐ治まります。

適切な薬剤投与で症状を治めることが可能なため、過剰に心配することはありません。ただし、先述しましたが、食物などのアレルギーがある人や、アナフィラキシー経験者の一部に症状が出るという報告があるため、過去にアレルギーを経験した人は問診だけでなく、アレルギー検査も行っておくと安心でしょう。

Q 新型コロナウイルスワクチン特有の副反応はありますか。

A ファイザー社とモデルナ社のｍＲＮＡワクチンに関していえば、現時点の報告から特有の今までにない副反応はありません。ｍＲＮＡを脂質ナノ粒子（リポソーム）で覆って投与するため、脂質ナノ粒子に対する反応として発熱する可能性はありますが、これは基本的に体内にある脂質と同質ですから、子宮頸がんワクチンなどと比べても重症な副反応は起こりにくいと考えます。

また、筋肉注射は皮下注射よりも免疫応答が強くなるため、注射行為による反応が出ることはあります。腫れや筋肉痛、神経障害、全身倦怠感などの症状が強ければ、カロナールなどの消炎鎮痛剤を使用します。

英国のアストラゼネカ社製のワクチンは副反応の一部として血栓ができる可能性が指摘されていますが、抗凝固薬などの血栓を溶かす点滴などを処置して対処することになります。

ワクチン接種後も油断は禁物
集団内でのマスクは必須

２０２１年に入って一気に進んだ新型コロナウィルスのワクチン接種だが、利用者が知らないことがまだ多い。ワクチンは２回接種が原則だが、なぜジョンソン・エンド・ジョンソン（Ｊ＆Ｊ）社のワクチンは１回でいいのか。

Q 接種１回が認められた理由はなんですか。

A 米国で承認済みのファイザー社、モデルナ社のｍＲＮＡワクチンは、原則２回の接種が必要です。それに対してＪ＆Ｊ社のワクチンはウイルスベクターワクチンなので、接種は１回ですみます。なぜならワクチンは、５割以上の有効率で国際的に認められるからです。ただし、ｍＲＮＡワクチンより効果は低いです。

J&J社のワクチンは、弱毒化した人風邪の26型アデノウイルス（体内では病気を起こさないウイルス）をベクター（運び屋）として使っています。新型コロナウイルスの表面にある突起状のタンパク質（スパイクタンパク質）の遺伝子を挿入したものを注射し、人間の細胞まで運び、抗体をつくらせるというものです。

アストラゼネカ社のワクチンも製法や原理は同じですが、J&J社は「26型アデノウイルス」、アストラゼネカ社は「5型アデノウイルス」を使っています。ちなみにロシアの「スプートニクV」は26型と5型を混合させたものです。

いずれも弱毒化しているとはいえ生きたウイルスなので、免疫原性（抗体をつくる力）が強いのが特徴。逆に言えばアデノウイルスに対する抗体ができるので、2回接種しても効果がアップする可能性は低い。個人的には、アストラゼネカ社製も1回の接種で問題ないと思います。スプートニクVは5型アデノウイルスを使っているため、有効性はせいぜい5割程度です。

Q 海外では2回目接種を終えた人はほとんどマスクをしていません。マスクをはずせない日本とはなぜ違うのですか。

A ワクチンには感染症の予防や重症化を防ぐ役割がありますが、接種すれば絶対に感染しないというものではありません。新型コロナウイルスは未知のウイルスであり、新しい変異株の流行も懸念されています。

接種後も公共の場や大勢で集まる場所では、当分マスクをした方がよいでしょうね。ワクチンを接種したうえで、予防策を行うのがベストです。

厚労省は接種後のマスクの着用はもちろん、3密回避などの継続も呼びかけています。

Q なぜ冷凍保存が必要なのですか。

A mRNAは常温で分解されるスピードが速く寿命が短い。有効性を失われないようにするには、超冷凍（マイナス60~80度）での保存が必要です（現在はマイナス25~15度でも保存可能と変更）。そのほかのインフルエンザワクチンなど、従来型のワクチンは普通の冷蔵庫で問題ありません。J&J社のウイルスベクターワクチンも同じです。

Q 供給不足をカバーするためにインスリン用注射器を使う案が話題になりました。これから使うことは考えられますか。

A 一般的な注射器の針の長さは25ミリなのに対し、インスリンの注射器は12・7ミリと短い。これは皮下注射を前提にしているからですが、ファイザー社製のワクチンは筋肉の深い場所に接種する必要があります。

肥満の人や筋肉量の少ないお年寄りなどに適切に接種するには、針の長さが重要。当時は接種前にエコー検査を行い、皮下脂肪の厚さを測ってから接種する案なども報道されていましたが、現実的に、現場ではそのような手間をかけるヒマはありません。

医療機器メーカー・テルモは、すでに7回接種できるワクチン用の注射器を開発しています。筋肉に到達する針の長さが確保されている注射器なら問題ないので、接種方法に合わせて注射器の開発も国内で進み、現在は解決しています。

感染後の抗体減少にそなえ半年後にはワクチン再接種を

お笑いコンビ「南海キャンディーズ」の山崎静代さんとお笑いトリオ「ジャングルポケット」の斉藤慎二さんが2021年8月ごろに新型コロナウイルスに再び感染した。どちらも20年1月に感染し、約半年を経て今回が2度目の感染となった。山崎さんは感染後にツイッターを更新するなどして症状は重くなかったことが窺えるが、斉藤さんは、症状が悪化して12日間入院していたことを明かしており、現在も後遺症が残っているという。

感染後にできるとされる抗体はどの程度維持されるのか、現在でもあまり詳細に研究されていないようで不明な点が多い。また、変異株に対しての抗体効果も、変異株により異なってくるので研究途上にあるといえる。

Q 感染による抗体はつかないのですか。

A 私のクリニックでもこれまでに１２００人ほどを検査して約１００人ほどの陽性を確認しましたが、半年前に感染した人がまた感染したケースは２例ありました。

正確な検査結果はお金もかかるためにしていませんが、おそらく感染したのは変異型でしょう。初めに流行したコロナウイルスとは抗原性が変化、および中和抗体等が低下したため、２度感染したのではないかと考えられます。欧米でも多く報告されています。

ワクチンを接種していたとしても、抗体が低下していたり、抗体をすり抜けるデルタ株などであれば再び感染を起こすことはよくあります。もっとも、変異株に感染してもワクチンを接種していれば重症化の予防効果は確実に期待できます。

Q 感染したばかりの人もワクチン接種は必要でしょうか。

A 感染したばかりの人は必要ではありません。しかし、３カ月ほど経っていれば打つことをすすめます。

東京大学医科学研究所、横浜市大などによれば、一般的にはウイルス感染によりできた抗体は、発症後少なくとも4～6カ月間維持されることを発表しています。

Q

新型コロナウイルスは医療機関や入院病床の逼迫から、季節性インフルエンザ並みの5類感染症に見直しが検討されています。現在は結核と同じ指定感染症2類に指定されていますが、5類に引き下げるのはなぜ難しいのですか。

A 感染症は増加率や致死率を考慮し、1から5類まで基準が決められています。1類はエボラ出血熱、クリミア出血熱、南米出血熱、ラッサ熱など非常に重篤な病気であり、すぐに隔離して入院させなければならない疾患を意味します。

2類は1類よりやや伝染性の弱いジフテリア、SARS、新型コロナ、結核などで、伝染性が強くて場合により入院して隔離しながら治療していくものです。3類のコレラ、腸チフス、パラチフスなども伝染力は強い。だが届け出があれば入院は必ずしも必要でなく、死亡率が高いわけでもありません。

4類はA型肝炎、狂犬病、マラリアなど多くの国に蔓延しているもので、伝染性は強いわけではなく一般的には入院は必要ではないもの。そして5類感染症は、インフルエンザ、クラミジア、エイズ症候群、梅毒、麻疹などで、外来で治療できる感染症です。

新型コロナウイルスは現在も拡大しており、変異株の解析も不十分です。無症状、軽症患者もいる一方で、急変して亡くなるケースは今でもあります。最も重症度の低い感染症の5類に格下げするには国民の多くが抗体をもっていたり、かかってもほとんどの人が重症化しない状況が必要です。そのためにはやはり、まずワクチンを接種する人が人口の8割程度に増えていく必要があります。

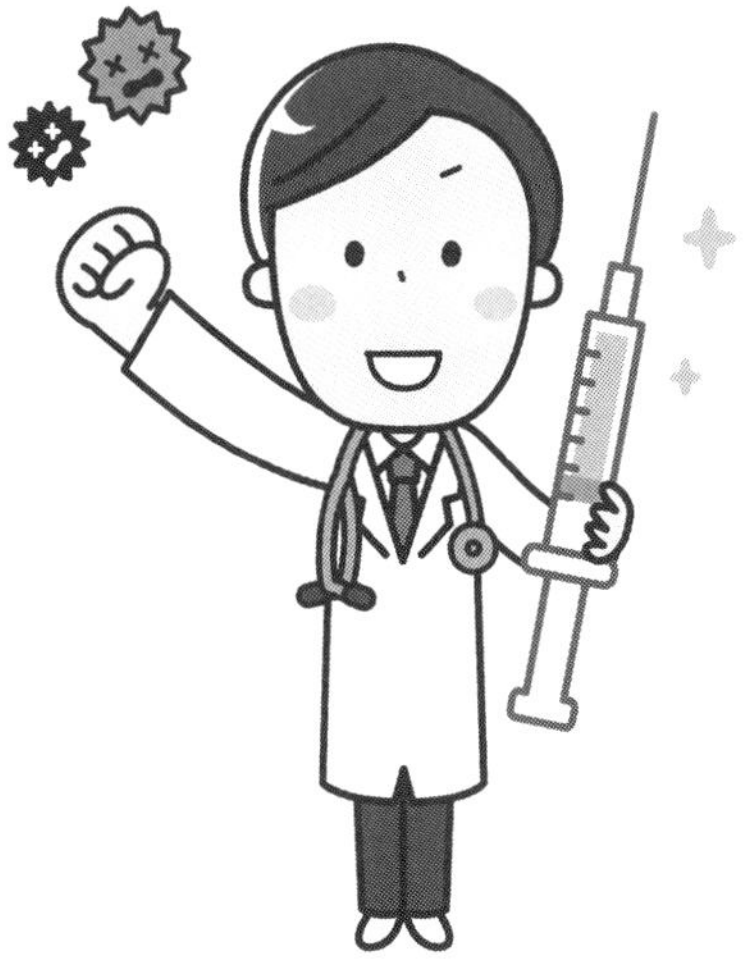

一度感染した人も、ワクチン接種は有効だ

同居家族がワクチンを受けられない場合は家の中でもマスク着用がマナー？

新型コロナ感染が広がった当初は、職場や飲食店などでのクラスターが取りざたされていたが、現在では感染経路の40％が家庭内だとされている。とくに同居家族がワクチンを受けられない場合、どのような対策が必要となるかを確認しておくことが大切である。家庭内の感染対策は、がんばりすぎず、かといってゆるめすぎないことがポイントだ。

Q 同居の家族がワクチンを受けられません。この場合、家の中で気をつけることはなんですか。

A 過去に免疫不全の診断を受けていたり、近親者に先天性免疫不全症の人がいるなど、ワクチン接種を控えなくてはいけないケースはいくつかあります。家族がワクチンを受けられないときには、家の中でも感染しないように気をつけなければいけません。

外出から帰ったあとの手洗いうがいは基本ですが、タオルを共有しない、静かに食事をする、ドアノブ、手すり、スイッチなどをアルコール消毒液で拭く、といった気遣いも必要でしょう。

見落としがちなのが歯磨きによる飛沫飛散です。洗面所以外では行わず、洗面台を使ったあとは、なるべくアルコール消毒をしましょう。

とはいえ、家の中で常にマスクを着用するのは大きなストレスになります。厳密になりすぎない程度に、長時間一緒にいるときだけマスクをするなど、家の中ではがんばりすぎない感染対策で十分だと思います。

Q 食物アレルギーがひどいですが、ワクチンを打っても大丈夫ですか。

A 食物アレルギー、アトピー性皮膚炎、アレルギー性鼻炎、花粉症など、接種するワクチンの成分に関係ないアレルギーであれば、接種は可能です。

ただし、過去に薬や食品などでアナフィラキシーなど重いアレルギー反応を起こしたことがある人は、事前に予診票に詳しく記入しておきましょう。強い副反応が出た場合でも、医師に対応してもらうことで、症状を治めることができます。

今回のようなパンデミックの場合、なるべく多くの人がワクチンを打つことが重要です。副反応を気にしてワクチンを避けるのは得策ではないといえます。

Q ノババックス社のワクチンを3回目に打ちたいのですが。

A 早ければ22年初めから供給されることが発表されているノババックス社のウイルスベクターワクチンは、武田製薬が国内生産すると合意しています。海外で第Ⅲ相まで進んだワクチンということで信頼性が増し、国内承認を早めることができました。この方法が日本では合理的といえるかもしれません。
日本人のほとんどがｍＲＮＡワクチンを打っている現状で3回目にウイルスベクターワクチンを選択できれば、効果はずっと増すと思います。まさに日本では、ブースター接種のためにあるようなワクチンといえるでしょう。

Q 政府は11月までにワクチンの希望接種を終わらせるとしていますが、そのあと受けたくなっても遅いのでしょうか。

A ファイザー社とモデルナ社のワクチンは、どちらも1バイアルが6人分です。バイアルとは、注射剤を入れる容器のことで、微生物の侵入を防ぎ、使い切らなくても無菌状態を保つことができます。

mRNAワクチンの使用期限は1週間ほどで、接種人数が少なくなってきた今、常に少人数のために用意している状態は、小規模クリニックなどでは現実的ではありません。ただ、政府も3回目接種を検討していることから、今後もワクチンを打てる場所は多数確保されると考えています。

新型コロナウイルスの豆知識2

mRNAワクチンのしくみ

mRNAワクチンはなぜ抗体や細胞性免疫が大量産生されるのだろうか。mRNAは、コロナウイルスの表面のタンパクをつくるRNAを脂質二重膜（リポソーム）が包んでいる。

これを注射で筋肉細胞内へ注入すると、細胞中のリボソームがこのRNAに結合し、スパイク（S）タンパクを合成、体内に拡散していく。これらSタンパクは、図に示した樹状細胞に貪欲される。貪欲されたSタンパクは分解され、抗原ペプチドとして細胞内に残る。

この細胞内にある抗原ペプチドは樹状細胞の突起した腕の表面に露出し、それが主要組織適合抗原（MHC抗原）とともに、リンパ球のレセプターに抗原が呈示され、リンパ球はその抗原ペプチドに対する抗体を産生するようになる。

次に、その抗体産生細胞が多数分裂し、多くの抗体が体内に蓄積される。一方、同様にペプチドはTリンパ球へも同一抗原を呈示し、この情報を認識したリンパ球は、キラーT細胞やヘルパーT細胞となり、さまざまなサイトカインを産生し、細胞性免疫を活性化させる。

免疫活性化のメカニズム

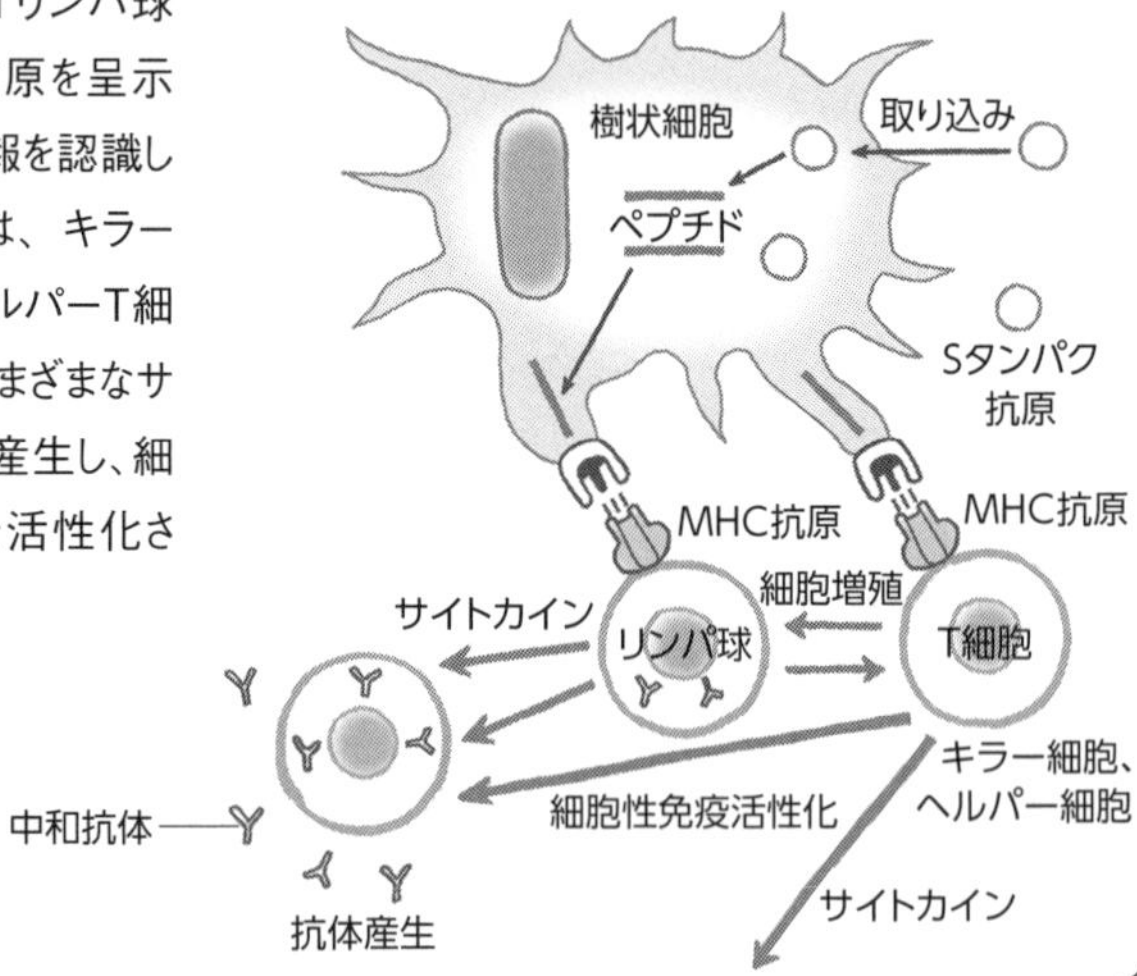

第3章
コロナウイルス社会情勢編

国産ワクチンへの待望論は根強い。
しかし、日本ではさまざまな理由によって、
国産ワクチン開発は米、英、中などに
2歩も3歩も遅れをとっている。
その理由を考察するとともに、
東京オリンピック・パラリンピックが
もたらした影響についてまとめたい。

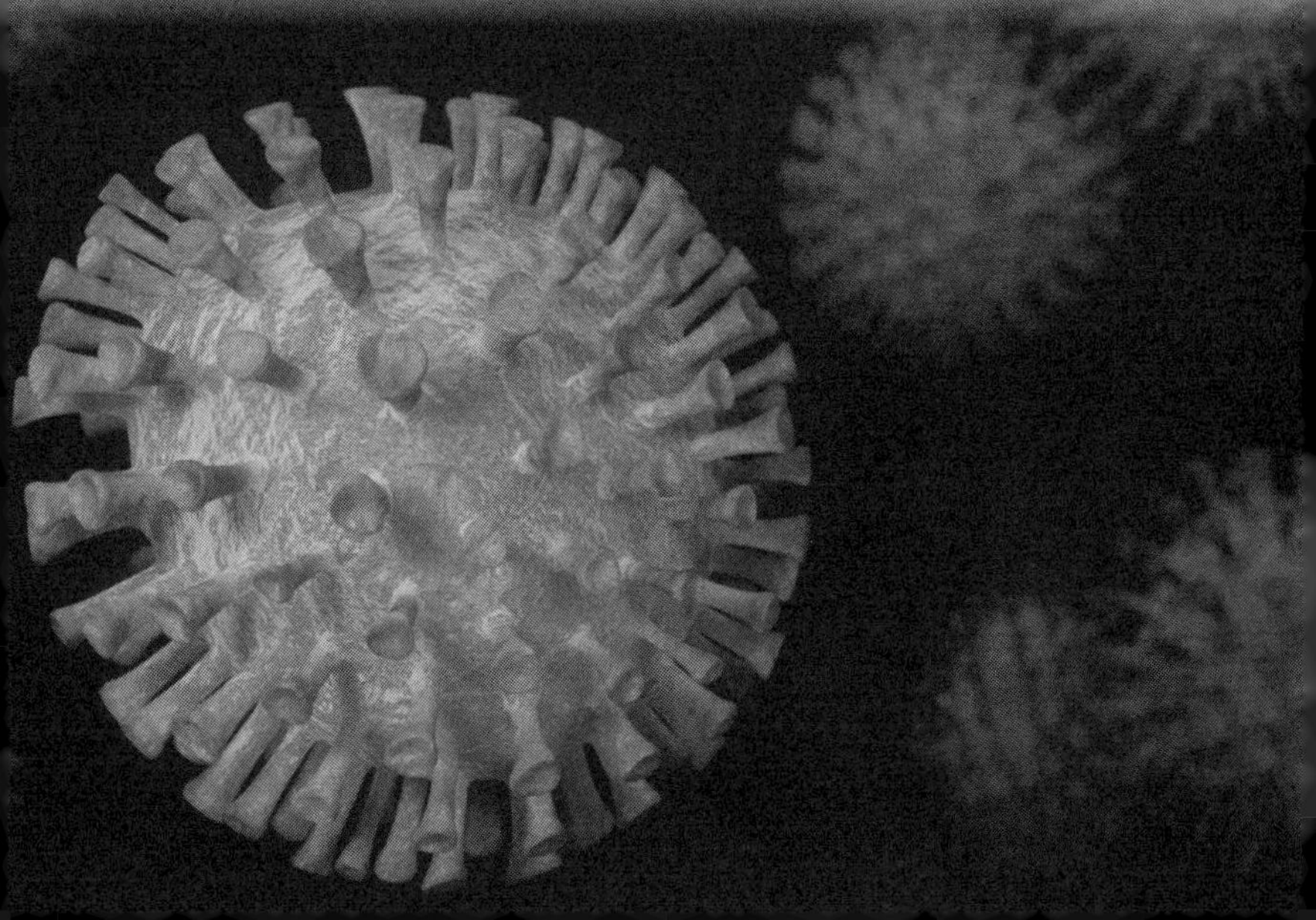

政府が特例承認第1号を出したファイザー社製ワクチン

2021年4月から始まったワクチン接種は、当初こそ供給不足の批判も上がったが、9月までの約5カ月間に国民の約6割が2回目接種をすませるほど行き渡った。

現在では供給量も十分といえるが、さらに供給を増やすにはワクチンの承認・使用許可を出さなければならない。日本の制度はどうなっているのだろうか。

Q 厚労省のワクチン承認・使用の手続きを教えてください。

A 厚労省は2月に、米製薬大手ファイザー社が申請した新型コロナウイルスのワクチンを日本の第1号として、正式に薬事承認しました。緊急時に審査を簡略化で

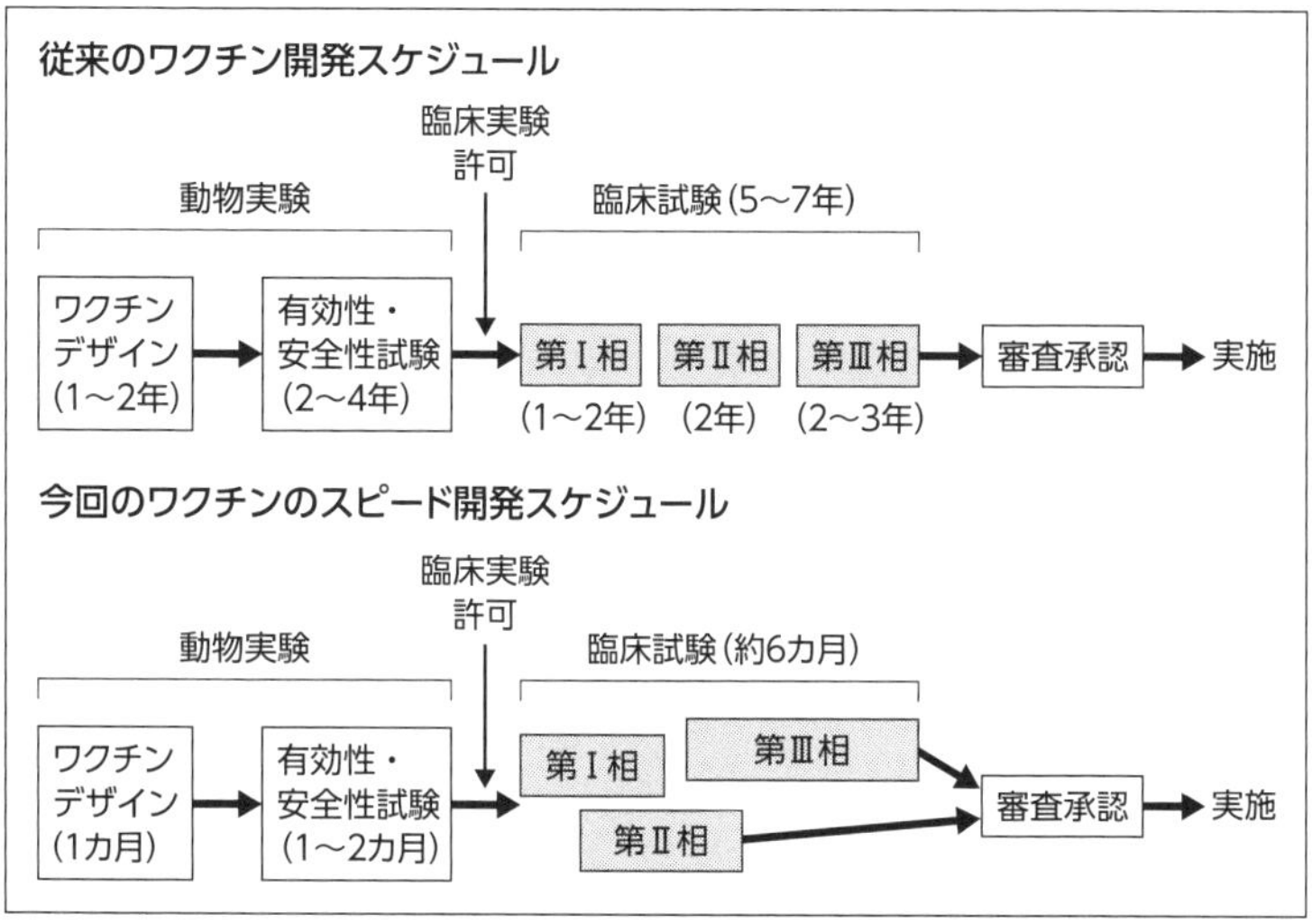

きる「特例承認制度」による審査で、「医薬品、医療機器等の品質、有効性及び安全性の確保等に関する法律」の第14条の3に基づいています。

要件は、①疾病の蔓延防止等のために緊急の使用が必要、②当該医薬品の使用以外に適切な方法がない、③海外で販売等が認められている、を満たすことです。

国際的な試験では約3万人の第Ⅱ／Ⅲ相試験のデータと、日本人における安全性や有効性、免疫原性を評価した国内第Ⅰ／Ⅱ相試験のデータを含めて、科学的エビデンスに基づいた医薬品であることが認められる必要もあります。

免疫原性は、接種した人の血清中の抗体価が感染や発症を防ぐレベルに達した人の割合を見て判断します。また、臨床試験での有効性とは、接種群と非接種群の発症率の差を比較し、ワクチン接種によってリスクが10分の1近くになること、すなわち感染防御等の有効率が50%以上で、重大な副反応がないということです。

特例が認められると、臨床試験以外の承認申請資料を承認後に提出できるので、早期の承認が可能になります。

ワクチン開発から承認・使用許可までのスケジュールは世界共通で決められていますが、どの段階でGOを出すかは各国の専門機関の判断に委ねられています。

特例制度の前提として、対象の医薬品は日本と同等の水準で、品質や有効性、安全性を確保する承認制度のある国のものと定められています。日本は承認や使用許可の基準が米国やEUと同一ですから、そこがファイザー社が承認された理由として大きいでしょう。

Q 日本が特例制度を設けたのはなぜでしょうか。ワクチン開発から販売まではどのくらいかかりますか。

A 通常はワクチンの製造・販売の申請を行ってから早くて1年以上、通常4年以上かかっているので、今回のような緊急を要するときは大きなネックになります。

欧米や中国のように国が主導して急速にワクチン開発に取り組めるならいいですが、日本人は予防接種への抵抗も強く、世論を踏まえて政府の方針を出すのに多くの時間がかかります。

他国で販売されている日本国内未承認の新薬を、簡略化した手続きで承認できる法律は必要だったわけです。パンデミック時には一日も早く火種を消すために、外国での臨床データも考慮しつつ今回のように早急に承認すべきです。

Q 過去にこの特例制度を利用した例はありますか。

A 特例承認を最初に受けた新薬は、２０１０年１月に承認された「新型インフルエンザ」の輸入ワクチン「アレパンリックス（Ｈ１Ｎ１）筋注」ともう一種の２つです。

20年には新型コロナウイルスの治療薬として、エボラ出血熱の治療薬として販売されていたレムデシビルが、申請からわずか３日で承認されています。

国産ワクチンができない理由(1)

ワクチンの副反応に対する不安感が強い日本人

ＷＨＯによると世界で数十種類を超える新型コロナウイルスワクチンが臨床試験を行いつつあるが、日本の国産ワクチンで臨床試験にたどり着いたのは、アンジェス、塩野義製薬、ＫＭバイオロジクス、第一三共の４社のみ。国内のワクチンの開発は進んではいるものの、今も年内承認まではほど遠く、これまでと同じファイザー社、モデルナ社など、１００％輸入に頼っているのが現状。

医療先進国といわれながら、ここまで国民に望まれている国産ワクチンが迅速につくられないのは、政府の対応の遅さにあることは明らかだ。

Q 日本がワクチン開発に予算をかけないのはなぜですか。

A 日本政府は国内で流行が始まった20年、当初の20年度補正予算で、国産ワクチン開発支援に100億円を計上しました。

一方で、感染症流行対策イノベーション連合（CEPI）など国際団体には、その2倍以上の金額を拠出しています。この時点でも日本政府は、国産ワクチンの重要性を認識せず、輸入すればよいと思っていたのでしょう。

第2次補正予算でようやく厚労省の日本医療研究開発機構（AMED）がワクチン開発支援に478億円を付けて、21年1月の第3次補正予算で国内企業が大規模な臨床試験を行う際の費用を補助するために約1200億円を計上しましたが、米国や中国の開発費と比べると見劣りする額で、21年中の承認には間に合わないでしょう。

その結果、海外からのワクチン調達費用は膨れあがり、20年9月に6714億円、21年5月に5120億円を支出したと発表されています。

Q 政府が国産ワクチンに消極的なのには、国民がワクチン接種に慎重な姿勢を示していることも大きいとされます。なにか原因があるのですか。

A 日本人は世界で3番目にワクチンの副反応への不安をもっている人が多い国だとの報告があります。副反応でいえば、とくに子宮頚がんワクチンをめぐるメディアの報道の影響は大きいでしょう。ワクチンに対するイメージの潮目が変わりました。

子宮頚がんの原因の9割以上を占めるのはHPV（ヒトパピローマウイルス）感染です。日本では10年から、中学1年から高校1年までの女子を対象に公費で助成するHPVワクチン接種が行われ、13年から定期接種となりました。

しかし、接種後に広範囲な疼痛や運動障害などが報告され、それがマスコミに取り上げられると厚労省は13年6月に接種の積極的勧奨を停止し、現在もその状態を継続しています。

人により筋肉痛などの症状がありますが、これは肺炎球菌ワクチンでもそうです。報告された症状は解析されていますが、ワクチン接種との因果関係を科学的に示したものはありません。さらに国内890万接種（約338万人）を対象とした検証で、症状が未回復であったのは約10万人あたり５人。15～20歳代の接種は95％以上の子宮頚がん予防効果があることが分かっています。

厚労省も当時「定期接種を中止するほどリスクは評価されなかった」と発表していましたが、２００２年以降生まれの女子は１％しか接種していないのが現状です。一方で、毎年３０００人が子宮頚がんで亡くなっています。

日本のこの行動を先進国は非難しています。副反応の出現をさせないように皮下注射や経膣座薬にする、ｍＲＮＡワクチンにする等の対策をなぜ考えないのか、疑問は尽きません。

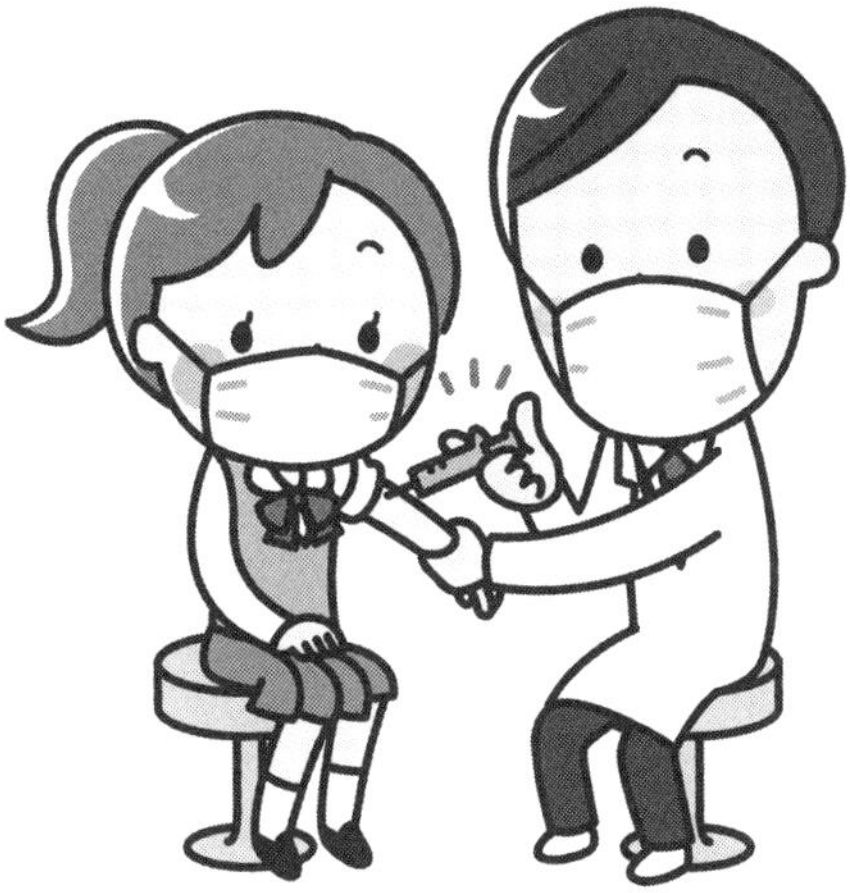

子宮頸がんワクチンの騒動により接種勧奨は取り消された

国産ワクチンができない理由（2）

ワクチン開発に予算をかけられない現状

国内での新型コロナウイルスのワクチン接種を巡っては、米ファイザー社とモデルナ社を主流として、英アストラゼネカ社3社のワクチンが使用可能だ。2021年2月に米国で緊急使用許可が出された米ジョンソン・エンド・ジョンソン社、米ノババックス社製は承認申請中。一方、国産ワクチンは3社が年内の最終治験を目指している。

Q なぜ国産の開発は遅れているのですか。

A そもそも国産ワクチンの生産が遅れているのは、日本には研究設備もワクチン研究者も研究費も足りないからです。

国内の製薬会社で治験に入っているのは2社。21年8月に臨床試験を開始し、先行しているのがアンジェスで、大阪大などと共同で開発しています。

もう1社が塩野義製薬で、こちらは年末までに3000万人分の生産体制を整える方針です。20年12月から200人以上を対象に治験を始めていますが、未だに承認には至っていません。ちなみに、海外で承認されたものを国内でつくることは可能です。

ワクチン開発は、その過程で病原体を取り扱います。そのため、安全性が確保された実験室を使用するのですが、その数は国内では極めて限られています。

実験室はウイルス危険度によってP1～4の段階がありますが、防護服の着用や排気方法に規制のある封じ込め実験室であるP3（鳥インフルエンザ、SARSウイルス、ヒト免疫不全ウイルスなど）で稼働中なのは東大や阪大など10数カ所余りしかありません。

さらに高度な封じ込め実験室となるP4（エボラウイルスなど）で稼働中なのは現在、国立感染症研究所（感染研）しかありません。

全国に複数点在するのはP2（インフルエンザ、C型肝炎、デングウイルスなど）で、人や動物に対し、病気を起こす可能性の低い微生物や、起こしても重大な影響を与えない微生物を扱う実験室です。

研究者の数も306人（18年）で、職員全体で1万5000人規模の米疾病対策センター（CDC）とは比べものにならないレベルです。

CDCには常に新種のウイルスに備えた研究室と、安全に防護服を着用し検査に挑めるトレーニングを受けた研究者が、新型コロナウイルスの発生時のようにすぐに現地に飛べる体制ができている。

日本にはその体制が整っておらず、医学部生にも、感染症やワクチン開発研究は不人気。マンパワーも研究費ともに足りないので、新型コロナワクチン対策への出遅れは当然の結果です。

Q 国内でできるとすればいつごろですか。

A アンジェスと阪大が研究しているのは、DNA（デオキシリボ核酸）ワクチンと呼ばれるもので、ワクチンを接種すると体内にウイルス表面のスパイク（無害なタンパク質）のみを発現させ抗体をつくる仕組み。こちらも、mRNAワクチンと同じく、病原体を使わない点では安全ですが、効力はmRNAほど強くないと考えられます。これから数万人規模の治験の必要があり、年内承認はできないでしょう。

塩野義製薬は、「遺伝子組み換えタンパクワクチン」の開発を進めています（詳しくは107ページ)。これは、インフルエンザなどで実用化している手法で、体内で人間の免疫を引き出す「抗原」となるタンパク質を蚕の幼虫を使ってつくるワクチンです。ただし、大規模な治験は始まったばかりで、新型コロナウイルスへの効果と安全性は未知数。これも、治験が終わるまであと1年はかかるでしょう。

そもそもファイザーなどのワクチンの接種が始まれば、数万規模の人がわざわざ今、治験に参加するか疑問です。ワクチンが必要なのは今すぐであり、すでにmRNAは90%以上の予防効果が認められていますから、国産のワクチンを待つ必要はないでしょう。むしろ、日本は治療薬の開発に本腰を入れてもらいたい。

厚労省の日本医療研究開発機構(AMED)は、ワクチン開発支援に478億円(21年度予算)を計上していますが、遅きに失しています。どうせするなら、自己増殖型mRNAワクチン等、最新の研究開発に研究費を出してもらいたい。筆者の友人がこの研究を行い、従来のmRNAワクチンの約50倍もの抗体を産生するワクチン開発を進めています。

国産ワクチンができない理由（3）

国産ワクチン開発の進展具合

製薬大手、塩野義製薬の手代木功社長は2021年5月10日の決算発表会見で、新型コロナウイルスのワクチンについて「早ければ年内の供給が可能」と強調した。とはいえ臨床試験は20年12月に始めたばかり。国内ワクチンの実用化を望む国民の期待は裏切られている。

政府は2020年度の第2次補正予算で、生産設備などの費用を補助する「ワクチン生産体制等緊急整備基金」に1377億円を計上した。国産ワクチンは現時点で4社が臨床試験を実施する予定。アンジェスの「DNAワクチン」は第Ⅱ／Ⅲ相試験まで進んでおり、塩野義製薬の「組み換えタンパクワクチン」とKMバイオロジクスの「不活化ワクチン」、第一三共の「mRNAワクチン」

は、いずれも第Ⅰ／Ⅱ相試験となっている。承認までは、第Ⅰ相試験～第Ⅰ／Ⅱ相試験～第Ⅱ相試験～第Ⅱ／Ⅲ相試験～第Ⅲ相試験～申請という流れ。先は長い。

Q 塩野義製薬のワクチンはどんなものですか。

A 「遺伝子組み換えタンパクワクチン」と呼ばれます。新型コロナウイルスのタンパク質の一部を組み込んだバキュロウイルスを蚕の幼虫などの細胞に感染させてコロナの表面にあるスパイクタンパク質をつくってこれを精製し、投与することで免疫を獲得させるワクチンです。インフルエンザワクチンなどにも使われている手法ですが、ほぼ同一の手法でノババックス社が米国やメキシコで3万人を対象に第Ⅲ相試験を終了し、年内に承認されます。

国産ワクチンを年末までに間に合わせるのであれば、どこかの大手製薬会社がノババックス社のデータを共有し、日本の審査を緩めつつ、共同研究していくやり方が考えられます。現在、ノババックス社のワクチンは、日本の調達が決定していま す。国内生産は武田薬品工業が共同事業として作製するとの発表がありました。

遺伝子組み換えタンパクワクチンは、ｍＲＮＡワクチンよりも重篤な副反応が出ることが報告されているようです。安全性を考えて十分な検証をするには、もう少しかかるのではないでしょうか。ワクチン開発の詳細については、拙書『コロナワクチンを打つ前に知ってほしい大切なこと』で述べています。

Q 国産ワクチンの臨床試験はスムーズに進みますか。

A 行き詰まる可能性が高いでしょうね。日本で一番早く、20年7月に臨床試験に入ったアンジェス社と阪大のDNAワクチンでさえ、21年8月にやっと高圧ジェット銃を使った第Ⅰ/Ⅱ試験が開始されましたが、進捗具合の報告はありません。しかも試験には通常ワクチン投与群とプラセボ群（生理食塩水）に分けなければいけませんが、すでに国内でワクチン接種が始まっている中、未接種者の中から治験者を募るのは非常に難しい。

ウイルスが蔓延しているさなかに、既存のワクチンではなく偽薬を打たれることに納得する国民がどれくらいいるでしょう。日本のワクチン開発・臨床試験は、明らかに出遅れています。

Q それでも国内で期待できるワクチンはありますか。

A　期待がもてるのは第一三共のmRNAワクチンです。ファイザー社などの同意を得て作製方法を導入することができれば、同社の研究能力ならつくることが可能でしょう。

もうひとつ、KMバイオロジクスの不活化ワクチンにも注目します。中国のワクチン作製方法と同様で最も簡単。ウイルスを孵化鶏卵などで大量培養し、ホルマリンで不活化する方法です。

変異株にも対応できるよう精度を高めれば、中国よりもレベルの高いものはつくれますし、承認も早いと考えられます。ただし個人的には今回の接種は海外の既製品に頼り、一方で今後の対策として、他の感染症が出現したときに日本が率先してmRNA、次世代mRNAなどの技術を使ったワクチン開発に従事できるように、動物実験施設や早期開発のための制度をつくるなどの準備を整えるのがいいと思います。

東京オリンピック・パラリンピック総括

人流の増加は感染症を増大させた

東京オリンピックに参加予定のアスリートに対するワクチン接種は、2021年6月1日から始まった。最初にオーストラリアのソフトボール選手団が合宿地の群馬県太田市に入ったが、県内ではすでにデルタ株7件が確認されていた。本番にはメディア、コーチなどおよそ10万人が来日。

全日程を終えた今、オリンピックが感染症を広げるという実例を、過去の例から繙く。

Q 五輪が感染症流行をつくり出すのはなぜですか?

A 新型コロナウイルスが大きく流行していなかったとしても、感染症が伝播する下地は十分にありました。日本での開催時期が夏休み中であったことから、ウイルスなどの繁殖、伝播に適していたからです。加えて、海外からの人の往来で新型の外来微生物などが入り込みやすくなります。サル由来HIVやコロナ等、動物由来の感染症が飛行機などの密集した環境で世界に流行したことでもわかる通り、感染力の強いウイルスなどの感染症は人流が増える（三密状態）ことにより感染拡大します。

くしゃみや咳による飛沫感染や接触感染で拡大する、コウモリ由来MERSコロナウイルスも、観光客などの渡航者の往来で拡大しました。ウイルスにとって人流は〝好機〟です。

Q 16年のリオ五輪の後はどうだったのですか？

A ブラジルでは15年11月にジカウイルスが流行し、小頭症児が多く生まれることが明らかになって、同国政府は国家緊急事態宣言を発令しています。16年2月には150万人が感染。

WHOも国際的に懸念される公衆衛生上の緊急事態と宣言し、実際にミクロネシアや中南米を中心に20カ国には拡大していましたが、16年の夏には通常通りオリンピックが開催されました。

蚊で媒介されるジカウイルス感染症は、男性は精液、女性は膣内にウイルスが残存し、男性では1カ月以上、研究によっては半年以上精液中に残存するとも報告されています。その後、日本でも帰国者の患者で数例、ジカウイルス感染症が報告されました。

Q それでは、今回のオリンピック開催はどうだったのでしょうか。

A 医学的な観点から考えれば、答えは中止するべきでした。東京を主とする感染者数が1日100人以下にならないと、変異株が次々と伝播し、再感染が急増して、全国的に大きな負担を強いることになる、という筆者の予想は、残念ながらすべて的中してしまいました。

東京におけるオリンピックの3密対策および当時の予防接種状態など、現状は極めて不十分で危険だと、米国の雑誌「NEJM」でも、公衆衛生学者らが警告していたにもかかわらず、そうした分析が取り入れられた形跡はありませんでした。

Q オリンピックの開会式である７月23日までにどんな状況になれば安全な開催が可能だったといえるのでしょうか。

A ジョンズ・ホプキンス大学では開催国の70％以上の人がワクチンを打ってから始めるべきだと提言していました。ところが現実には、国内でワクチンを２回接種したのは、開催前の時点で全体の５％以下。

医師としてオリンピックは中止すべきであったと強く思っています。特に検査やワクチンのしっかりしていない開発途上国の選手は、ワクチンを接種、もしくは事前のＰＣＲ検査をしてから参加したのか、といえば、結局は空港検査など多数の感染が判明しました。

日本の逼迫する医療体制と非効率的な検査、追跡、隔離などを考えると、オリンピック後に新型コロナウイルス感染が再拡大する可能性が高いと常々申し上げてきましたが、それが現実となってしまいました。

東京、大阪など、医療体制が破綻している地域で治療に当たっている我々医師は憔悴していました。

新型コロナウイルスの豆知識3

人類もウイルスから進化して生まれた

人間は数十兆個もの細胞から成り立つ生物である。その細胞内には、遺伝子の設計図といわれるDNAや、生命維持に必要不可欠なタンパク質をつくるRNAを含む核酸が存在する。この核酸が、人間など生命体の「起源」である。

地球が誕生した約46億年前には、地球で生まれた生命体は存在しなかったとされ、諸説あるが約35億年前に細菌やウイルス、RNAが生まれた。生命体はそれぞれが進化をくり返すうちに、地球上のほとんどの生物が共通して持つ遺伝暗号を獲得し、一部例外を除いて、ほぼすべての生物は4つの塩基からなるDNAとタンパク質合成装置を持つようになった。

人間を含む生物はもともとウイルスと同じようなRNAとしてその存在が生まれ、細菌やウイルスと共存しながら進化した。なかでも人間は、その過程で体内に別の生命体を取り込んできた特殊な生物だった。

例えば胎盤機能を維持するシンシチンというタンパクは、ウイルス由来である。また、体外から取り込んだ栄養素の消化、吸収に欠かせない腸内細菌叢は、文字通り人間の腸内に生息する微生物群である。

ウイルスというと、害を及ぼす悪者だと考えられがちだが、そもそも人間はウイルスから発生し、ウイルスと共存しなくては生きていけない生命体といえる。

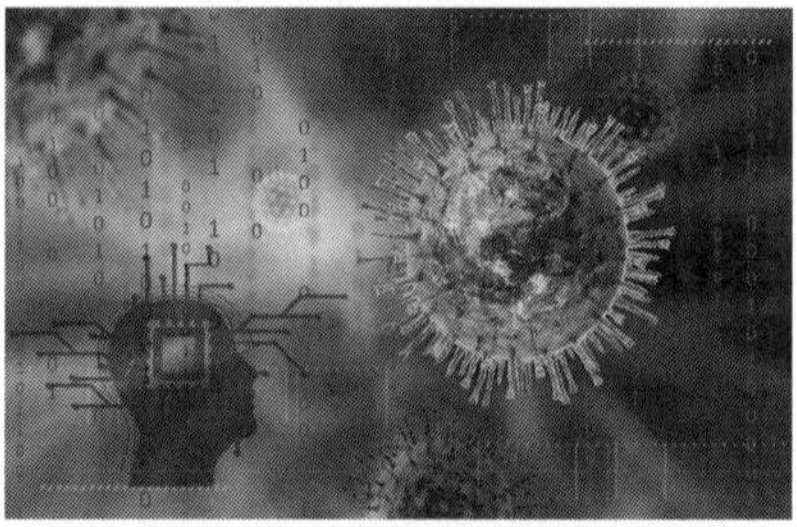

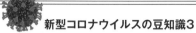

第4章 コロナウイルス 知識・歴史編

人類は、有史以前からウイルスと闘い、
なすすべなく命を失ってきた。
コッホ、パスツールから始まった
近代ワクチンの歴史は、
ついに遺伝子情報を操作する
mRNAワクチンにたどり着く。
将来どのような変異をするか
未知数のコロナウイルスだが、
どんな変異にも対応策を必ず見いだすはずだ。

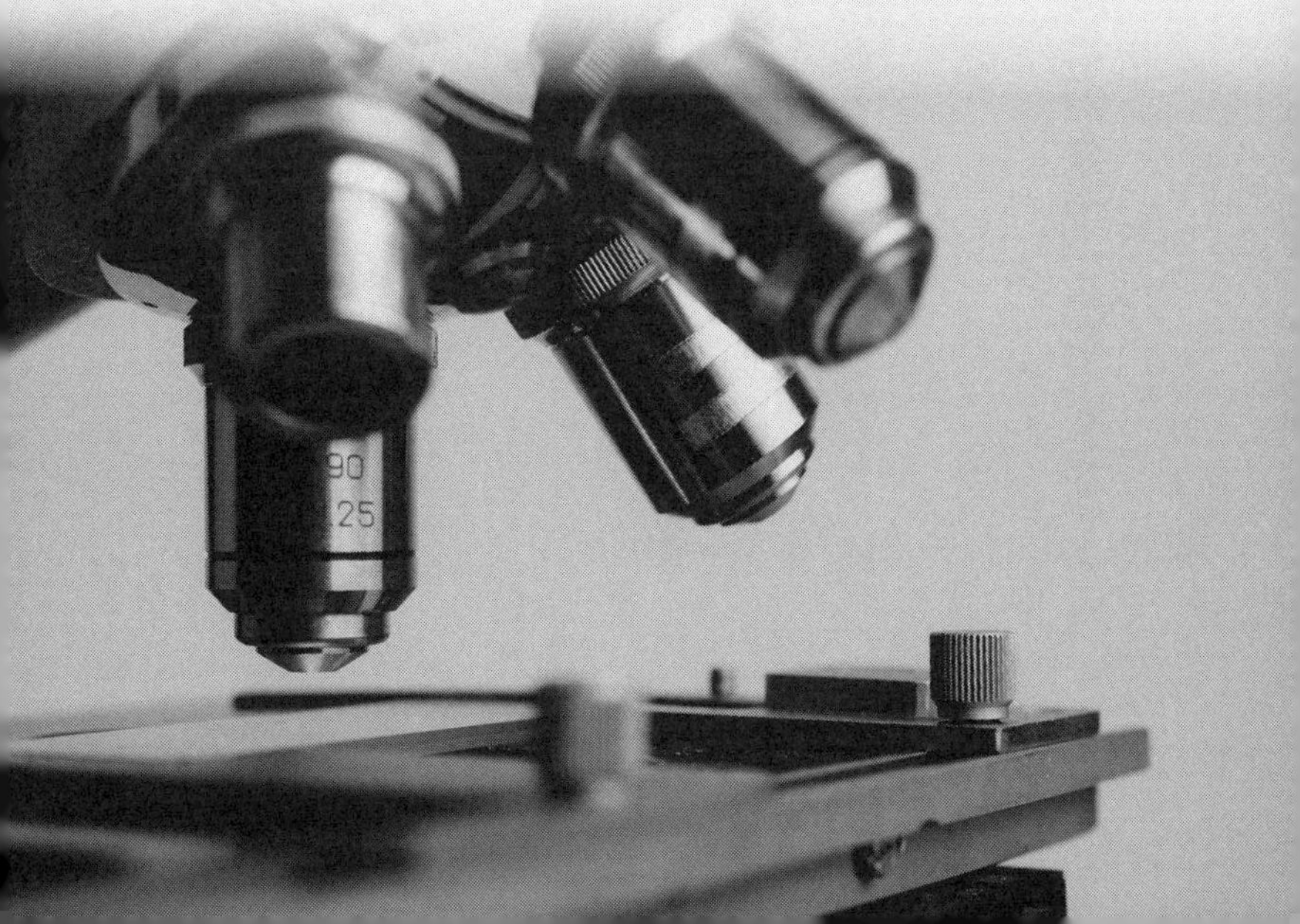

メッセンジャー(m)RNAワクチンとウイルスベクターワクチンの違いとは

２０２１年２月中旬から、医療関係者を対象にした新型コロナウイルスのワクチン接種が始まった。65歳以上の高齢者は４月１日からで、その後、中高年、若年層と接種する年齢層、人数は増えている。

しかし、接種人数が全国民の半数以上となった今も、ワクチン接種には不安が付きまとう。約40年にわたりワクチン開発に従事している筆者のもとには、現在も質問、疑問、不安の訴えが後を絶たない。

Q 新型コロナのワクチンはこれまでと何が違うのですか。

A 多くのワクチンは、弱毒化した「抗原」となるタンパク質やウイルス粒子を接種することで、免疫を高める役割を果たします。

　例えばインフルエンザや日本脳炎、ポリオなどの予防接種には「不活化ワクチン」を使っていて、これは完全に殺してしまったウイルスを体内に入れることで抗体をつくります。

　しかし今回、ファイザー社やモデルナ社が開発したワクチンは、メッセンジャーＲＮＡ（ｍＲＮＡ＝細胞やウイルスの中にある遺伝情報をコピーし、タンパク質の合成で指令を出す物質）を使ったもので、体内に投与すれば細胞内で病原体タンパク（ウイルスの遺伝子情報からつくられた抗体タンパク）を人工的に大量につくれるようになるというもの。

　これらが免疫の獲得に一役買う仕組みで、ワクチンとして人間に実用されるのは初めてです。

　これに対し、アストラゼネカ社のウイルスベクターワクチンは、前2社と違うアプローチでつくられています。

　弱毒化したチンパンジー由来の、風邪アデノウイルス（人間の体内では病気を起こさないウイルス）に、新型コロナウイルスの表面にある突起状のタンパク質（スパイクタンパク質）の遺伝物質を含ませたワクチンです。これを接種することで、体内に抗体をつくらせます。こちらは体内で複製できませんが、一部感染症（エボラ出血熱）などで人体に使用実績があります。

Q スピード開発の決め手は何ですか。

A 一般的にワクチンの開発には10年ほどの年月が必要とされます。新型コロナウイルスの感染が最初に中国の武漢で確認されたのは19年12月8日でした。その1年後の20年12月には米食品医薬品局（FDA）がmRNAワクチンを承認していますが、これはかなりのスピード開発といえます。

mRNAは、これまでも一部のワクチン研究者の間で注目されてきました。ただし、mRNAは体内で分解するスピードが速く寿命が短いのが難点で、それを改善するためにmRNAが分解されにくくなる研究が進められてきました。現在流通しているワクチンは、この点を改良したすぐれたものです。

現在の技術では、全ウイルスのRNA配列は数時間もあれば判明します。武漢の患者の検体から抗原を割り出し、mRNAをつくることは難しくなかった。ウイルスの変異がRNAウイルスとしては決して強くないことも大きかったのです。

マラリアは原虫そのものが姿や形、抗原性の性格を変化させますし、エイズはタンパク質の構造をころころ変えてしまう。新型コロナウイルスにはそれほどの変異がないので、大量生産しやすいという決定に至ったのです。

Q スピード開発で安全性はどうなりますか。

A 通常は安全性や有効性を確かめるためにⅠ相、Ⅱ相、Ⅲ相の3段階の臨床試験（治験）が実施されます。開発から接種までの期間が速いと、少し心配になりますが、mRNAワクチンは、人工合成したウイルスの遺伝子を使うため、病原体を使うワクチンとは違い、人体への有害性はほとんどないと考えられています。

今回は、米国やブラジルなどで感染者が多発したため、各々のワクチンでそれぞれ3万人以上の病床、治験者を利用した感染予防率、重症化率などの統計も短時間でまとめられました。緊急事態下ですから、承認スピードも速かったといえますが、安全性を軽視したわけではありません。

インフルエンザワクチンより副反応の割合が多い筋肉注射

アラブ首長国連邦では2回接種完了した人は全国民の80％となり、ポルトガル、カタール、シンガポールなどは全国民の70％台後半まで2回接種が進んでいる。※だが、気になるのは副反応だ。

インフルエンザワクチンと比べても、アナフィラキシー症状が出る割合が高いのは、免疫作用が強く、従って有用性が高いからといえるのだ。

Q ワクチンの副反応とはなんですか。

A ワクチン接種において、副反応がないケースはありません。たとえば、ファイザー社やモデルナ社が開発したワクチンでは、ｍＲＮＡを打つことになります。

※　REUTERS(2021) COVID-19 Vaccination tracker.https://graphics.reuters.com/WORLD-CORONAVIRUS/VACCINATION-TRACKER/jznvnyzjqpl/

人体に存在しない異物が体内に入るわけですから、異物を排除すると必ず免疫反応が出ます。従って、アレルギー反応が出る人はいます。重篤な場合はアナフィラキシーが発症しますが、アドレナリン（ボスミン）などの筋肉注射をすることで対処できます。しかし非常にまれです。

ワクチンにはリポソームという免疫賦活剤なども含まれるため、軽い症状の倦怠感や発熱、筋肉痛などが接種後1日目から約40％の人に起こりますが、数日で治ります。

このアナフィラキシー症状は接種後30分以内に起きることが多いため、医師が常駐する会場に待機場が設けられているので、症状が出た場合でも迅速な対応が可能です。

Q 一般的なインフルエンザワクチンと比べて副反応の割合が高いのはなぜですか。

A 米疾病対策センター（ＣＤＣ）の報告（21年1月現在）によれば、約4分の1ほどの人に筋肉痛、発熱などが出ます。アナフィラキシー症状は１００万回に11回の割合と報告されています。これは、インフルエンザワクチン等より強い免疫反応を起こすため、副反応が出るのです。

インフルエンザのワクチンの接種では、アナフィラキシーの症状が出る割合は100万回に1・3回とされていますが、これは「皮下注射」か「筋肉注射」かの違いがあります。

日本では、インフルエンザワクチンは皮下注射で行われており、皮膚を少しつまみながら、注射針を斜めに浅く刺します。免疫作用は弱い分、副反応も痛みや痒みがほとんどで、重篤な状態になりにくい。

一方、ファイザー社とモデルナ社のmRNAワクチンは筋肉注射による接種です。皮膚の表面に対してほぼ垂直に針を刺す方法で、もともと海外では一般的です。皮下組織より深い部分に刺すため、免疫作用は強くなります。その分、副反応のレベルも上がりますが、有効性も高いとされます。

日本が皮下注射を原則としているのは、1970年代に筋肉注射が原因で、大腿四頭筋拘縮症の患者が約3600人報告されてからです。

Q インフルエンザに比べて有効性は？

A ファイザー社のmRNAワクチンは90％以上、モデルナ社の同ワクチン有効性は94%と公表。アストラゼネカ社のウイルスベクターワクチンは82%と少し低い作用。この数字は、インフルエンザワクチンよりも重症化を防ぐ可能性は非常に高いと考えています。

インフルエンザワクチンは、mRNAワクチンのように細胞内で病原体タンパクを人工的につくり出すワクチンと違い、完全に殺してしまったウイルスで抗体をつくる不活化ワクチンです。A型、香港型、ロシア型などは変異も激しいので、接種しても有効性はせいぜい5割とされています。

個人的には、インフルエンザワクチンを接種するくらいなら、新型コロナワクチンを接種するほうが意味があると考えています。

キングス・カレッジ・ロンドンの研究では、英国の国民保健サービス（NHS）を通じてワクチンを接種した人の3人に1人に、何らかの軽い副反応があったといいます。また、副反応を感じた割合は、3週間後に行われる2回目の接種のほうが高い傾向があります。

抗体や免疫反応をより高める免疫記憶とは

ワクチンを打つ際に重要なのが、免疫の働きだ。後天的に獲得する獲得免疫には、一度身体に侵入した病原体を記憶し、次に侵入した際に迅速に排除する機能を備えている。ワクチンはこの仕組みを利用し、感染や重症化を防ぐ。ワクチンをなぜ2回打つのかを知れば、ワクチン接種を決める判断材料にもなるだろう。

Q ワクチンで得られる免疫記憶とはなんですか。

A まず免疫とは、異物などが体内に侵入しないように防御する機能や、損傷した細胞の修復、体内で発生した有害物質の排除などの働きがあり、人の身体全体の調

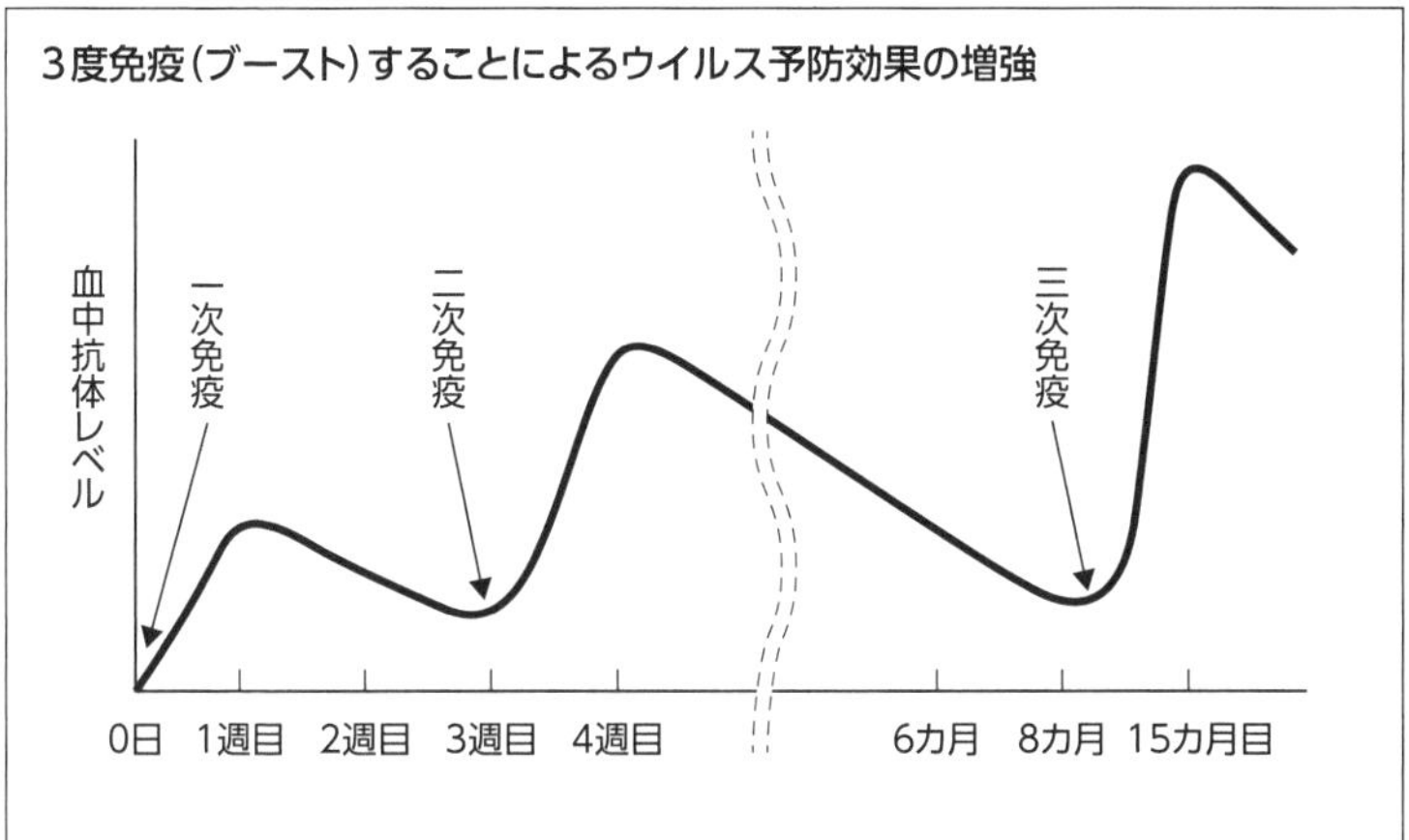
追加免疫することにより、ウイルスに対する抗体が多量かつ長期的に出現することになる

子を整える仕組みのことを指します。

免疫は大きく自然免疫と獲得免疫の２つがあり、自然免疫は人間の身体にもともと備わっている防衛機能のことです。異物を自分の細胞内に取り込んで死滅させる顆粒球、ガン細胞などを発見、除去するナチュラルキラー細胞などがあります。

獲得免疫は後天的に得られる防衛機能のことで、免疫細胞の働きを調節するＴ細胞やウイルスなどの異物排除を行う抗体をつくるＢ細胞などがあります。

この獲得免疫は、一度感染した病原体を再度体内で発見すると、初回よりも素早くウイルスなどの病原体を攻撃できるようになります。細胞の一部が感染を記憶する記憶細胞として生き続けているためで、これを免疫記憶と呼びます。

Q 免疫記憶を維持するためには2回接種が必要なのですか。

A 新型コロナウイルスワクチンを接種するのが初めての場合は、コロナウイルスに対する免疫活性化回路をつくる必要があります。インフルエンザワクチンのように何年も打ち続けている場合は、1回で免疫は獲得できますが、初めて体内に取り入れるときは、2回目で中和抗体を増強させなければ十分な効果が得られないことが判明しています。

日本ではインフルエンザワクチンも、13歳未満は2回接種が推奨されています。これも初めてになるからです。

ワクチンは1回接種すると初回免疫（プライミング）が得られます。これは免疫を活発にするための予備刺激と呼ばれるもので、免疫系をまず活性化します。ウイルスの感染能力を失わせる抗体の産生は10日～2週間まで増え続け、その後は徐々に減少していきます。そこで2回目が必要になるのです。

ファイザー社製の場合は下がりつつある接種3週間後（モデルナ社は28日）に、2回目の追加免疫（ブースター）をすることで、体内の免疫記憶を活性化させてウイルス予防効果を増強させる仕組みになっています（129ページ図参照）。

Q 1回目と2回目で違う製薬会社のワクチンを打ってもいいですか？

A 21年2月上旬、英オックスフォード大は、1回目と2回目の接種で別の会社の開発ワクチン（mRNAワクチンなど）を投与し、効果や安全性を調べる治験を行いました。6月に発表された部分的な結果によると、1回目にアストラゼネカ社製、2回目にファイザー社製ワクチンを接種した際、抗体や免疫細胞がより強く誘導され、アストラゼネカ社のワクチンを2回接種した場合より免疫反応が強かったということです。※ 著者らはこれまでエイズワクチン開発の場合、3度の異なるワクチンを打ちました。

アストラゼネカ社では自社開発のワクチンとロシア製ワクチン「スプートニクV」を組み合わせた治験を始めていますが、うまくいけば有効性が相乗効果で90％を超えると発表しています。2種の異なるワクチンを間隔をあけて打つ方法は別のウイルスワクチンでも採用されていることから、混合することで効力を高められると考えられます。

※　Magdalena Campins.et al.(2021) Mix-and-match COVID vaccines trigger potent immune response.Nature 593,491.https://www.nature.com/articles/d41586-021-01359-3

中国製、ロシア製ワクチンの副反応リスク、有効性は未だ未知数

国際オリンピック委員会（IOC）のバッハ会長が、「中国からワクチンを購入し、東京大会の参加者に提供する」と発表したことで、日本でも使用されるのかと話題になった中国製ワクチン。日本では未承認で、米国・英国メーカー製のワクチンに比べて、副反応のリスクも未知数だ。

また、プーチン大統領が絶対の自信をもっているロシア製ワクチンであるスプートニクVも、臨床データの不備などから、EU諸国での拡販には至っていない。

Q 中国製は欧米のワクチンと何が違いますか。

A 中国製ワクチンは製薬大手シノバック・バイオテック、シノファーム、カンシノの計3種類あり、シノバックとシノファーム製はウイルスをホルマリンなどで殺して精製した不活化ワクチン、カンシノ製はウイルスベクターワクチンです。インフルエンザワクチンなどで行われる伝統的な作製方法で、コロナウイルスを発育した鶏卵を使って人工的に培養でき、作製法も簡単なため大量生産できます。この国では、変異型ウイルスが出現すれば、そのウイルスを発育鶏卵を使用して大量に集められるので、ホルマリンで不活化したものを加えれば変異型ワクチンでもすぐできます。

しかし、一般的にこの不活化ワクチン1回のみの接種だと、コロナウイルスが体内に出現した抗体を回避するため、接種後感染の可能性は高くなるでしょう。とはいえ、インフルエンザワクチンより有効性は高くなると思います。重篤な副反応は、現在のところあまりないと考えられていますが、中国政府が副反応がないと発表している点は疑問です。

中国外交部は21年7月の記者会見で、「中国は100を超える国と国際機関に対し、5億回分以上のワクチンとその原液を提供した」と発表しました。しかし、インドネシアでは6月17日にシノバックのワクチンを接種した350人以上の医療従事者が新型コロナウイルスに感染と発表。デルタ株に対するシノバック製ワクチンの有効性がある程度疑問視されています。

Q ロシア製はどのようなワクチンですか。

A ロシアが20年8月に自国で初めて承認、使用許可したワクチンは、モスクワのガマレヤ研究所が開発したウイルスベクターワクチンです。

ロシア製のスプートニクVは、ベクター（運び屋）として、アデノウイルス（AD）5型と26型の2種類を使っています。ともに生体内で増殖しないように弱毒化していますが、生きたADなので、免疫原性（抗体をつくる力）が強い。

AD5型は一般的な風邪のウイルスを使用しているので、すでに多くの人が抗体をもっている可能性があり、十分な予防効果は認められない懸念があります。そのためAD26型も使用するのでしょうが、承認、使用許可を公表した時点で、第Ⅲ相試験（最終）を実施していなかったことが分かっています。

21年6月に欧州医薬品庁が臨床データの提出を求めましたが、データはほとんど提出されず、提供された臨床データも不完全なものだといいます。臨床試験が不十分な点が不安といえます。

それ以前に、第Ⅰ相試験は18歳から60歳までの健康な成人38人を対象に3週間の間隔をあけて2回接種したと報告されていますが、あまりに症例数が少ない。20年11月に発表された第Ⅱ相試験は1万6000人を対象にし、2回接種で有効率が92％としていますが、これも詳細なデータを公表していない。これで一般に接種を始めるのは日本国内で考えると非科学的な話です。

Q 国によって承認、使用許可のスピードが異なるのはなぜですか。

A 通常は安全性と効果を検証するために3段階の臨床試験を行いますが、承認や使用許可はその国の専門機関が判断します。そのため、どのようなステップを踏んでいるのかは国によって様々といえます。残念ながら、ロシア、中国のように政府が国力を示すためにワクチンを利用することはありえます。

米大手製薬会社ファイザー社やモデルナ社のワクチンは、米食品医薬品局（FDA）の管理の下、ルールにのっとって厳密に審査されています。日本の審査基準は米国、EUと同一のため、迅速に特別承認されたのでしょう。

異例の速さで開発、承認された
ワクチン完成までの工程

通常では、10年ほどかかることも珍しくないワクチン開発。ところが、２０１９年12月に世界で初めて発症が確認された新型コロナに対しては、20年12月14日には米国全土でファイザー社製ワクチンの緊急使用が開始され、21年8月23日には、米食品医薬品局（ＦＤＡ）により正式承認されるなど、異例の速さで開発、承認された。

Q 通常のワクチンの開発に必要な工程を教えてください。

A 新しく開発されたワクチンが医薬品として認められるには、製薬会社が所属する各国の規定に沿った工程が必要になります。ワクチンが世界で初めて承認された米国は日本は同じ審査基準を採用しています。ここでは、米国のワクチン開発のプロセス等を見てみましょう。

まずはウイルスの正体を特定した上で、感染防御の要となる抗原を決定していきます。これを「ワクチンデザイン」といい、通常ではこの過程にたいてい1〜2年を要しますが、今回のコロナワクチン開発では、この期間が1カ月程度だったと考えられます。

次に動物実験による有効性・安全性の試験に入ります。これも通常は2〜4年ほどかかりますが、今回は1〜2カ月で行ったとみられます。

そしてヒトによる有効性・安全性の臨床試験（治験第Ⅰ・Ⅱ・Ⅲ相）を行います（詳しくは94ページ参照）。5〜7年間かけて行うケースが多いですが、米国の事例を見ると、コロナワクチンではこの工程を半年程度で完了しました。

Q 工程を短縮できたのはなぜでしょうか。

A 従来ならば、前臨床試験（動物実験）から治験の第Ⅲ相まで、階段を上るように順を踏んで開発していきます。

しかし、今回は世界中がパニックに陥ったのを受け、政府や製薬企業が第I〜III相の試験を並行して実施しました。治験者を一度に集めて試験をし、データの分析なども短縮して実行したのです。当時も、新型コロナウイルス患者は世界中で増えていたので、治験者を探すのに苦労はあまりなかったかもしれません。

この緊急措置的な試験には数百億円以上の莫大な資金も必要ですが、各国政府や各国の軍部、慈善団体、製薬会社等がワクチン開発のための資金を惜しまず提供して可能になったといえます。すでに新型コロナウイルスと同様のSARSやMERSなど別のコロナウイルスによる感染症が起きていたため、コロナのワクチン研究に着手していたことも関係しました。

RNAなどの遺伝子医療が発達し、mRNAワクチンに関する新しい技術の発見がすでにあり、さらに多くの感染者もいたので、データを短期間に集められたことが迅速な開発の背景にあったと思われます。

WHOや各製薬会社が発表している承認済みの新型コロナワクチンの種類を一覧表に示しました（表参照）。現時点で世界で採用されているワクチンはmRNA、ウイルスベクター、不活化の3種類。

ウイルスベクターワクチンを開発し、承認されているアストラゼネカ社とジョンソン・エンド・ジョンソン（J&J）社のワクチンは現在、接種後に血小板減少を

承認済み新型コロナワクチンの種類

ワクチン	特徴	メリット・デメリット	製薬会社
mRNA	ウイルスの遺伝情報をもとにmRNAを作成し、体内でウイルスのたんぱく質を合成し、免疫細胞を作動する	抗体生産力が強い。体内でウイルス本体はつくられないので感染症は発生しない。弱点はmRNAは分解されやすいので2度の接種、超冷凍保存が必要。	ファイザー(米) モデルナ(米) ビオンテック(独)
ウイルスベクター	ヒトに対し無害なウイルスに抗原たんぱく質の遺伝子を組み込み、ベクター(運び屋)として使う。細胞に侵入し、抗原タンパク質を合成する	エボラ出血熱等のワクチンとしてすでに実用化しており、強力な免疫を得られる方法。一方、ウイルスベクターの抗体をもっている人が一定数いるため、ワクチン効果が上がりにくい。	アストラゼネカ(英) オックスフォード大(英) J&J(米) ガマレヤ研究所(露) カンシノ(中)
不活化ワクチン	病原体を不活化(死菌)。無毒化するためにホルマリンなどの薬剤処理、加熱、紫外線処理などを施している。	日本脳炎やA、B型肝炎など実用化している。十分な免疫を得るためには複数回の接種が必要になることが多い。	バーラト・バイオテック(印) シノファーム(中) シノバック(中)
タンパクワクチン	コロナ表面のスパイクタンパク遺伝子をバキュロウイルスに入れ、蚕の幼虫に感染させて作製する。	帯状疱疹やB型肝炎感染などで実用されている。ワクチンによる発症をしないので安全。開発に時間がかかることと複数回接種がデメリットとなる。	ノババックス(米)

伴う血栓症を発症したケースが複数報告されており、日本ではアストラゼネカ社のワクチンを使用しませんでしたが、21年8月から原則として40歳以上の人を対象に公的接種できるようになりました。

欧州医薬品庁は、血栓症の大半は60歳以下の人で発症しているとして、アストラゼネカ社のワクチン接種を高齢者に限定する動きを見せています。

次々と変異をくり返す新型コロナウイルスの特徴とは

過去、国内で流行した変異株には英国で見つかったアルファ株「N501Y」のほか、「N501Y」と「E484K」の2種類の変異をもつブラジル発祥のガンマ株、南アフリカのベータ株があった。

現在、インドから広がった二重変異株のデルタ株が世界を席巻、日本でもデルタ株蔓延が7月以降の感染急拡大の要因とされ、デルタ株への置き換わりが急速に進んだ。デルタ株の感染力は従来のウイルスの約2倍、アルファ株の1・5倍といわれており、イギリスの臨床研究では、アルファ株と比較して救急外来受診が1・45倍、入院リスクが2・26倍という報告がある。※

次々に変異株が出現するのはなぜなのか。

※ Katherine A Twohig.et al.(2021) Hospital admission and emergency care attendance risk for SARS-CoV-2 delta (B.1.617.2) compared with alpha (B.1.1.7) variants of concern: a cohort study.The Lancet infectious disease.DOI:https://doi.org/10.1016/S1473-3099(21)00475-8

Q なぜRNAウイルスは変異を起こしやすいのですか。

A ウイルスは遺伝物質として「RNA（リボ核酸）」または「DNA（デオキシリボ核酸）」をもっていて、RNAウイルスとDNAウイルスの2種類に分けられ、新型コロナウイルスはRNAウイルスのひとつです。

DNAウイルスは生物の細胞と同様に、遺伝子が二重らせん構造をした2本鎖になっています。それに対し、RNAウイルスの構造は1本鎖で、複製する役割を果たす対の鎖をもっていません。RNA同士を複製し、自らを増やし続けています。

その過程で塩基配列（核酸を構成するDNAの構成要素の配列）のコピーミスが起これば、変異したRNAウイルスが出現してしまいます。

DNAウイルスの場合は、1つの部位に変異を起こすと自らが修復しようと酵素が働き、新たな核酸ができますが、RNAウイルスにはそのような働きがないため、変異がそのまま増殖されて多くの変異ウイルスが出現します。

このような不安定な構造をもつウイルスですが、起源をたどると約35億年前から出現していたことが分かっています。

たとえば、「N501Y」はコロナウイルススパイク（Sタンパク質）の501番目のアミノ酸が「アスパラギン（N）」から「チロシン（Y）」に変わり、「E4

84K」は484番目の「グルタミン酸（E）」が「リジン（K）」に変わっています。

こうして1本鎖のRNAウイルスは遺伝的に不安定性をもっていますが、常に変化し続けていくことで、宿主となる動物の免疫系をかいくぐったり、ワクチンに対する耐性をもつ変異を起こしていくのです。

Q 変異に対応するにはどうすればいいですか。

A 一般的にウイルスに感染した細胞を生体内から見つけ出して壊す「キラーT細胞」を強く誘導することが有効で、それにより、感染を防御する免疫をもつ「細胞性免疫」を発現させ、コロナウイルスの変異にも対応できると考えられます。

また、これまでは集団免疫をもてば変異もウイルス発現も少なくなり、消滅していくと考えられていましたが、感染力が強くワクチン接種後にも感染することがあるデルタ株の出現により、コロナウイルスに関しては完全な集団免疫は実現しにくいという見方もあります。

新たな変異株に対応するには、ワクチンの3回目接種、異なる種類のワクチンを打つ異種混合接種、そして各変異に対するモノクローナル抗体などのカクテル療法、抗ウイルス剤等をどんどん行える環境を整えることが重要といえます。

Q デルタ株以上に重症化しやすく、高い感染力を持つ変異株が今後出てくることもありえますか。

A 現在、デルタ株以降に確認され、WHOの「注目すべき変異株」のひとつにコロンビア由来のミュー株があります。N501Yの変異があるミュー株は、従来株より感染力が強く、免疫やワクチンの効果を低下させる可能性が指摘されています。また、南米ペルー由来のラムダ株もワクチンの効果を弱めるという報告があります。

しかし、新型コロナウイルスの遺伝子解析は日進月歩で進んでおり、世界では、変異株に対応するワクチンや治療薬が次々と開発されています。従来通りの感染対策を行っていれば、必要以上に怖がる必要はないと考えます。

変異株だらけのコロナウイルス 将来四重、五重変異する可能性も

2021年5月11日、WHO（世界保健機関）はインドで確認されたデルタ株の監視強化を発表した。当時インドでは40万人を超える新規感染者が出ていたが、その後激減。現在は1日3万人台に減っているという。

しかし、21年8月18日、国立感染症研究所はデルタ株のスクリーニングでの陽性率が約79%、感染者の約9割がデルタ株に感染しており、日本では、ほぼアルファ株からデルタ株に置き換わったようだ。

日本ではこの他にも、20年10月にインドで確認されたカッパ株、21年1月にフィリピンで確認されたシータ株が国内で確認されており、警戒が必要だ。

Q カッパ株はどのようなものですか。

A ウイルスの表面にある突起状のタンパク質（ウイルスのスパイクタンパク質）について、ロイシン（L）がアルギニン（R）に変異した「L452R」とグルタミン酸（E）がグルタミン（Q）に変異した「E484Q」という２つの変異が見られるのが特徴です。

いずれも、新型コロナウイルスを中和する中和抗体や細胞性免疫を逃れる能力が高くなるため、ウイルスが体内で増殖しやすくなります。

Q ベンガル型といわれていた「三重変異ウイルス」とはなんですか。

A インドの西ベンガル地方で発見されたことからベンガル型と呼ばれ、二重変異ウイルスなどもあります。ヒトの細胞にくっついて中和抗体から逃れる性質をもっているため、重症化しやすいといわれます。ベータ株やブラジルで見つかっている「E484K」の変異も有していると いわれていて、感染力が強いとの報告があります。

しかし、幸い流行の爆発はなく、WHOの「注目すべき変異株」には含まれていません。

Q 変異はどこまで繰り返しますか。

A　コロナウイルス（RNAウイルス）の構造は1本鎖で、複製する役割を果たす対の鎖をもっていないので、RNA同士を複製し、自らを増やし続けます。その過程で塩基配列（核酸を構成するRNAの構成要素の配列）のコピーミスが起これば、変異したRNAウイルスが出現し、増殖します（詳しくは140ページ）。

そのため変異に際限はなく、理論上は四重、五重ウイルスが出現することも考えられます。大切なのは、コロナウイルス感染者を抑え込むことです。

Q 研究が進めば、変異株に対応したワクチンを都度打てるようになっていくのでしょうか。

A　RNAウイルスは一度変異を起こすとそれを修復する遺伝子がないので、非常に高い確率で新しい変異ウイルスが出現するのが特徴です。

治療薬があまり多く確立していない現在、まずは、水際対策、感染予防対策などで拡大を抑えることが重要です。

現在主流の従来型のワクチンも効果がないわけではなく、イスラエル、イギリス、米国のデータでは、３回接種のブースター接種で、変異株に対しても十分な予防免疫が得られるとされています。

感染が落ち着いた22年あたりからは、有効性を高めた二重、三重変異ウイルス対応のｍＲＮＡワクチンも追加されてくるのではないかと思います。

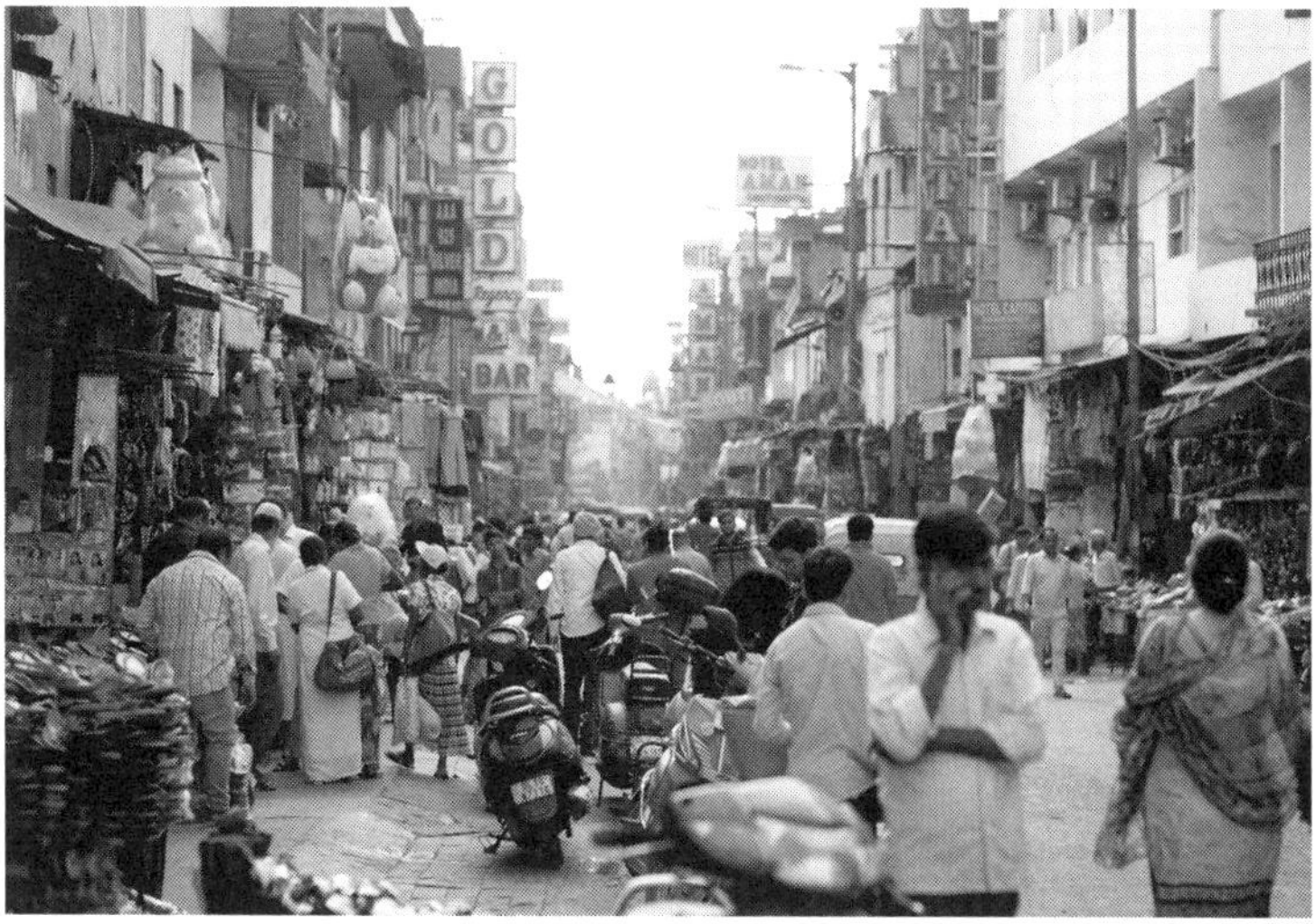

21年5月に爆発的感染を起こしたインド。その後感染者数は減少している

日本で承認されている治療薬と期待されるモノクローナル抗体療法

ワクチン接種以上に注目されているのが、治療薬だ。感染蔓延初期から重症患者の治療に使われているレムデシベル、軽症者向け治療薬で、カクテル療法として注目されるロナプリーブなどがあるが、決め手となる治療薬は現在開発中である。

しかし、明るい話題もある。入院に至らない軽症患者に向けた「飲む治療薬」の開発は日本でも進みつつあり、試験の最終段階である第Ⅲ相臨床試験に進んだのは富士フイルム富山化学の経口薬をはじめとする3種類、第Ⅱ/Ⅲ相臨床試験に進んだものは2種類と、早ければ2022年初めにも、承認された経口薬を飲める希望が出てきた。

Q 新型コロナウイルスの治療薬にはどんなものがありますか。

A 21年9月現在、厚生労働省が承認している治療薬は、特例承認も含めて3種類あります。

ひとつは、エボラ出血熱の治療薬として開発されていたレムデシベル。RNAウイルスに対する抗ウイルス薬で、20年5月に特例承認されました。当時は薬価が高く、満足な供給量が得られませんでしたが、安定供給のめどが立ったとして、21年8月12日付で保険適用、10月から通常の医薬品として流通される見通しです。

炎症や免疫機能に関わるサイトカインの刺激を伝えるJAKを阻害する経口薬バリシチニブは21年4月に承認されています。薬価も比較的安価で、レムデシベルと併用することで回復までの期間をレムデシベルのみの投与ケースと比べて1日短縮したという発表もありました。現在は、医師のもと、入院下で使用されています。

21年7月に特例承認された抗体カクテル療法のロナプリーブは、カシリビマブとイムデビマブという2つの混合した中和抗体で、新型コロナウイルス表面のスパイクタンパク質に結合し、細胞内にウイルスが侵入するのを防ぎます。同薬は日本初の軽症、中等症患者向け点滴薬で、1回の投与で入院、死亡リスクを70％減少させた試験結果も発表され、国内でも数千人レベルで治療を受けつつあります。

海外ではいくつかの薬剤を組み合わせて投薬する方法が採られており、エイズの治療では、効果が認められた薬剤を3つほど同時に服用させることで、9割の人に効果が出た実績があります。これにより、現在では3種混合療法が主流となり、エイズによる死者数は、開発途上国では未だ多いですが、先進国ではほぼゼロとなっています。

Q これまでに複数の治療薬を投与し成功した例はありますか。

A 新型コロナウイルス感染症に罹患しながら早期退院したトランプ前米大統領には、医薬品を複数組み合わせる実験的な投与がなされていたことが分かっています。このときに注目されたのが、「モノクローナル抗体」で、現在数万人が使用しています。
抗体をもっている感染者の血液からつくられ、新型コロナウイルスなど特定のウイルスが体内に侵入するのを防ぐ抗体産生細胞を培養した医薬品です。当時、米国立アレルギー感染症研究所のファウチ所長も「確実性が高い」と評し、副作用もほぼないことを報告。筆者は今まで約１００例の新型コロナ感染者を診断し、自宅でカモスタット、イベルメクチン、オルベスコ、デカドロン等を使用してもらって完治させました。重症者は２人、すぐ大病院へ送りました。これらの薬は薬価が非常に安く、自費でもあまりお金がかかりません。

Q 保険診療の範囲内でまかなえそうな治療薬はないですか。

A 感染症の医師、多くの研究者から注目されているのが、抗エイズ薬としても知られるＲＮＡ依存型ＲＮＡポリメラーゼ阻害薬です。酵素の繁殖を抑え、ウイルスの増殖を抑える薬剤で、有力と考えられています。メルク社からは年内にも経口薬のモルヌピラビルが発売されますが、イベルメクチン等と併用してよく効くと思っています。

新型コロナウイルス治療薬として国内で使用されている主な薬剤

一般名	製造販売元	薬効
レムデシビル	ギリアド	抗ウイルス薬
バリシチニブ	米イーライリリー	JAK阻害薬
カシリビマブ、 イムデビマブ（ロナプリーブ）	中外製薬	中和抗体
デキサメタゾン	日医工など	ステロイド
トシリズマブ（アクテムラ）	中外製薬、スイス・ロシュ	抗IL－6R抗体
ファビピラビル（アビガン）	富士フイルム富山化学	抗ウイルス薬
モルヌピラビル	メルク社	抗ウイルス薬

ｍＲＮＡワクチン誕生までにたどったワクチン開発の歴史

現在も日本のワクチンの主流となっているファイザー社やモデルナ社のｍＲＮＡワクチン。これは遺伝子を用いた核酸ワクチンで、体内でタンパク質を生成し、免疫を獲得できるという、世界初の仕組みをもっている。

ｍＲＮＡワクチンが誕生するまでに、これまでワクチンはどのような開発経緯をたどってきたのだろうか。

Ｑ ワクチンの起源を教えてください。

Ａ １７９６年、イギリスの開業医エドワード・ジェンナーは牛痘を接種することで、天然痘の発症が防げることを発見しました。人類初のワクチンはここから始まっています。

ワクチン（Vaccine）という言葉は、ラテン語のVacca（雌牛の牛痘ウイルス）が由来。ジェンナーは、牛痘に罹ったことのある牧場夫が天然痘の流行時に罹患しなかったことに注目、慧眼をもって観察をしました。そして、牛痘に罹った牛の膿疱部位の膿汁を処理したものを子どもに接種したのです。

このことから、現在は、人体に注射するなどして、体内の病原菌と闘う抗体や細胞性免疫などの反応を生じさせるもののことを、ワクチンと称しています。

さらに100年後の1880年代には、狂犬病のワクチンを開発したフランス人のパスツールと、炭疽菌・結核菌・コレラ菌の発見者であるドイツ人のコッホが、微生物を使ったワクチンの科学的な基礎をつくり、「近代細菌学の開祖」と呼ばれています。北里柴三郎も、19世紀終わりにコッホの研究所で破傷風菌やジフテリア菌の研究を行っていたことが知られています。

Q ワクチンによって撲滅されたウイルスはありますか。

A 最も有名なのがこの天然痘です。日本でも江戸時代に多くの武将が感染したという記録が残っていますが、ジェンナーのワクチンによって世界中から消失しました。WHOは1980年に「地球上から天然痘を撲滅させた」と宣言しています。

次に撲滅されたのはポリオで、現在は東南アジアの一部を除いて終結しています。ポリオは小児麻痺ともいわれ、流行性脳脊髄膜炎などを起こします。80年代に、ホルマリン処理した不活化ワクチンを改良した「強化型不活化ワクチン」の開発によって、2回接種で95%、3回でほぼ100%という高い防御率の免疫を獲得しました。抗体も長期間もつことが分かっており、1988年には世界で年間35万の症例が発生していましたが、2015年には70例まで減少しました。

歴史上3度の大流行を起こしたペスト（黒死病）は、1894年に北里柴三郎らがペスト菌を発見すると、ノミを媒介してネズミからヒトに病原菌が感染することが判明。流行を終息させることに成功しました。

Q ペストもワクチンで終息したのですか。

A これはワクチンとは関係ありません。ネズミやシラミの撲滅で感染源を絶ったことに起因しています。さらに抗生物質が登場し、感染した患者の隔離を徹底するなどの対策で、ほぼ終息に向かったと考えられています。
病原体が変異を繰り返すマラリアも、よいワクチンはまだ開発されていませんが、媒介するハマダラカの撲滅によってヒト感染の割合は減ってきています。このように、感染症の撲滅は環境の変化も関係しています。

新型コロナウイルスについてWHOは〈コウモリから別の動物を介してヒトへと感染した〉と結論付けていますが、まだまだ収束にはほど遠い状況です。

Q mRNAワクチンは今後に流行する感染症にも有効ですか。

A　mRNAワクチンができたことで、これまで難しいとされてきた微生物の撲滅に大きな期待がもたれています。従来はウイルスを細胞内で大量培養したワクチンなどを打つことで免疫を獲得しましたが、今回は遺伝子情報を用いたmRNAワクチンが開発されたため、さまざまなケースに応用でき、リスクを減らせると考えられています。今後、インフルエンザなど多くの病原体に対するワクチンでも、新たなアプローチが進むでしょう。

日本のワクチン開発が進まないのは「戦争に負けた」から

日本は医療大国とされているにもかかわらず、これまで国産ワクチンの開発に積極的な姿勢を見せなかった（詳しくは98ページからを参照）。各国にこれだけワクチン開発が遅れをとった理由のひとつに、「日本が戦争に負けた」という事実が厳然としてあることを、感染症の歴史を振り返りながら考えてみたい。

Q いち早く新型コロナワクチン開発に着手したのは、米国、中国、ロシア、イギリスです。なぜですか。

A 紀元前から続く戦争の歴史が大いに関係しています。過去の戦争では、いくつもの感染症が発生し、多くの国の戦力が壊滅的な打撃を受けました。

米国、イギリス、ロシア、中国などは一度の戦争で、軍人の約3分の1を疫病で亡くした経験もしています。このため、現在に至る今も感染症対策は国家の重要な戦略的要素であると捉え、米国、ロシア、中国など各国は、軍事費の中に感染症やワクチンの研究費を盛り込んでいるのです。

特に最近では、米国や中国など世界の覇権を争っている国々が、熱帯病や感染症に対する防御策に力を入れています。治療薬はもちろんですが、ワクチン開発も、感染症対策の代表的な戦略といえるでしょう。

Q 具体的に、どのような感染症が戦争中に流行しましたか。

A 例えば紀元6世紀ごろ、東ローマ帝国は皇帝ユスティニアヌスの治世中に、北ヨーロッパで流行したペストによって兵力が全滅したといわれます。侵攻していたフランス、イギリスなどは撤退せざるを得なくなりました。第1次世界大戦中は、スペインインフルエンザ（1918～20年）が大流行し、ヨーロッパの約3分の1の人々が罹患したことが終戦につながったと考えられています。
また、日本でも、第2次世界大戦中のインパール作戦で、中国からカンボジア、

世界の戦争と感染症の歴史

前24世紀	エジプトのミイラに結核の痕跡
前12世紀	エジプトのミイラに天然痘の痕跡
541～750年	東ローマ帝国　ペスト（黒死病）の流行により領地激減（3分の1が死亡）
1346～1353年	ペスト（黒死病）の流行（欧州の人口の約3分の1が死亡）
17～18世紀	種痘（天然痘ワクチン接種）の発見、天然痘の流行
19世紀	コレラ・結核の流行（モスクワを攻めた国がコレラで全滅した）
1918年	スペイン風邪（1918年～） アジア風邪（1957年～） 香港風邪（1968年～） （インフルエンザの流行により世界人口の約37％が死亡） 第一次世界大戦　終戦
1944年	日本軍のインパール作戦失敗
1981年	エイズの症例の初報告（現在は治療薬がある）
2009年	新型インフルエンザの流行
2019年	新型コロナウイルス感染症の発生

ミャンマーへ移っていく部隊がマラリア及び飢餓により死亡し、戦わずしてほぼ全滅しました。太平洋諸島で米国軍と交戦しているときには、マラリアやコレラ飢饉などで兵力が半減したことも記録に残っています。

日本における戦争の歴史を少し振り返っても、感染症の恐ろしさを知ることができますが、戦後の日本は他国と違って戦争自体を放棄しました。そのため、感染症に対する備えも重視されなくなり、何かあれば米国などから必要な医薬品を購入すればいいと考えている節があります。

現在の日本のワクチンの研究費は米国の20分の1以下で、国内の若い研究者は海外に流出し続けています。

参考文献

『モノクローナル抗体の作製法』（奥田研爾、菜根出版、1986年）
『この「感染症」が人類を滅ぼす』（奥田研爾、幻冬舎、2017年）
『新型コロナウイルス終息へのシナリオ』（奥田研爾、主婦の友社、2020年）
『新型コロナ7つの謎』（宮坂昌之、講談社、2020年）
『コロナワクチンを打つ前に知ってほしい大切なこと』（奥田研爾、現代書林、2021年）

本文イラスト／横井智美
photo／pxabay, photoAC

奥田研爾（おくだ けんじ）

1971年横浜市立大学医学部を卒業後、米国ワシントン大学遺伝学教室、メイヨークリニック医科大学及びミネソタ大学助教授兼任、ハーバード大学医学部助教授、デューク大客員教授、スイスのバーゼル免疫研究所客員研究員として勤務。1983年横浜市立大学教授。2001年横浜市立大学副学長、10年から名誉教授。12年にはワクチン研究所を併設した奥田内科院長。元日本エイズ学会理事など。著書に「この『感染症』が人類を滅ぼす」（幻冬舎）、「感染症専門医が教える新型コロナウイルス終息へのシナリオ」（主婦の友社）、「新型コロナワクチンを打つ前に知ってほしい大切なこと」（現代書林）などがある。

コロナワクチン114の疑《ぎ》問《もん》にすべて答《こた》えます

2021年10月28日 第1刷発行

著者 奥《おく》田《だ》研《けん》爾《じ》

発行者 寺田俊治

発行所 株式会社 日刊現代
東京都中央区新川1-3-17 新川三幸ビル
郵便番号 104-8007
電話 03-5244-9600

発行所 株式会社 講談社
東京都文京区音羽2-12-21
郵便番号 112-8001
電話 03-5395-3606

印刷所／製本所 中央精版印刷株式会社

表紙・本文デザイン 若菜 啓

編集協力 青文舎（西垣成雄） 田中智沙

ISBN978-4-06-526333-4